FORSCHUNGSBERICHTE DES LANDES NORDRHEIN-WESTFALEN

Nr. 2079

Herausgegeben im Auftrage des Ministerpräsidenten Heinz Kühn
von Staatssekretär Professor Dr. h. c. Dr. E. h. Leo Brandt

Deutsches Krankenhausinstitut Düsseldorf

Datenverarbeitung im Krankenhaus

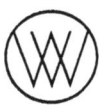

SPRINGER FACHMEDIEN WIESBADEN GMBH 1970

Additional material to this book can be downloaded from http://extras.springer.com

ISBN 978-3-322-98049-6   ISBN 978-3-322-98682-5 (eBook)
DOI 10.1007/978-3-322-98682-5

Verlags-Nr. 012079

© 1970 by Springer Fachmedien Wiesbaden
Ursprünglich erschienen bei Westdeutscher Verlag GmbH, Köln und Opladen

Gesamtherstellung: Westdeutscher Verlag

Inhalt

Einleitung: Ausgangssituation und Problemstellung 5

1. Die Notwendigkeit zur Intensivierung von Information und Kommunikation im Krankenhaus 5

2. Derzeitiger Stand des Berichtswesens im Krankenhaus 5

3. Aufbau eines adäquaten Berichts- und Informationswesens im Krankenhaus 6

Teil I Datenverarbeitung im Krankenhaus 9

1. Grundsätzliches zum Fragenkreis – Elektronische Datenverarbeitung im Krankenhaus 9
   a) Datenfluß 9
   b) Datenarten 10
      1. Daten des Patienten 11
      2. Daten der medizinischen und pflegerischen Leistungen 11
      3. Daten der allgemeinen Leistungen – Aufwandsdaten – Daten des Finanzwesens und Daten der Geldbewegung – Daten der Organisation 12

2. Anforderungen an das Datenverarbeitungssystem 12

3. Einsatzbereiche der Elektronischen Datenverarbeitung im Krankenhaus .. 13
   a) Einsatz im betrieblichen Bereich 13
   b) Einsatz im medizinischen Bereich 14

Teil II Datenerfassung im Krankenhaus 14

1. Besonderheiten der Datenerfassung im Krankenhaus 14

2. Grundsätze der Datenerfassung 15

3. Krankenhausspezifische Probleme der Datenerfassung 16
   a) Unterweisung des Personals 17
   b) Modernisierung der Organisation des Krankenhausbetriebes 17

4. Technik der Datenerfassung 18
   a) Ablochbarer Beleg 18
   b) Verbundlochkarte 27

c) Lochstreifen und Lochstreifenkarte 30
d) Maschinelle Zeichenerkennung 30

Exkurs Arbeitsablauf von Leistungsverordnung, -erfassung und -verrechnung mit maschinenlesbaren Belegen 33

e) Tastatur 37
f) Bildschirm 37
g) Direkterfassung von Gerät zu Gerät 38
h) Eliminierung von Fehlern 39

5. Organisation der Datenerfassung im Krankenhaus 39
   a) Daten des Patienten 40
   b) Daten der diagnostischen und therapeutischen Leistungen 41
   c) Versorgungsleistungen 42
   d) Ablauforganisation 43
   e) Finanz- und Betriebsbuchhaltung 43

Schlußbemerkungen 44

Literaturverzeichnis 45

Ausgangssituation und Problemstellung

1. Die Notwendigkeit zur Intensivierung von Information und Kommunikation im Krankenhaus

Mit zunehmender Ausschöpfung der Rationalisierungsreserven im Bereich von Pflege, Behandlung und Versorgung wird sich das Schwergewicht aller Bemühungen um Arbeitsvereinfachung und Leistungssteigerung zwangsläufig auf den Bereich der Verwaltung und damit auf den Bereich der Information und der Berichterstattung verlagern. Die Zeiten, in denen die Krankenhausleitung den Betrieb allein mit Hilfe der Okularkontrolle am Zügel halten konnte, dürften vorbei sein, auch wenn viele Krankenhäuser noch an diesem Glauben festhalten. Man braucht ein schlagkräftiges Berichtswesen, das nicht nur die Abrechnung, also die Kontrolle der Einnahmen und Ausgaben erfaßt, sondern das vielmehr die notwendigen Informationen zur Steuerung und Überwachung aller Arbeiten liefert und darüber hinaus auch den überörtlichen Informationsbedarf der Sozial-, Gesundheits- und Krankenhauspolitik sicherstellt. Der informatorische Bereich des Krankenhauswesens hat bereits in der Vergangenheit laufend an Bedeutung gewonnen und wird dies künftig in verstärktem Umfange tun. Man wird auch im Krankenhaus erkennen müssen, daß Informationen über das Geschehen fast ebenso wichtig sind wie die eigentliche Leistung selbst. Unabdingbare Voraussetzung für eine Steigerung der Wirksamkeit der Krankenhausarbeit bei gleichzeitiger Begrenzung des Aufwandes wird sein, daß die zur Information und Kommunikation notwendigen Daten innerhalb des einzelnen Krankenhauses sowie zwischen dem Krankenhaus und seiner unmittelbaren Umwelt, d. h. dem Krankenhaus- und Gesundheitswesen, im notwendigen Umfange zur Verfügung stehen. Das moderne, vor allem aber das zukünftige Krankenhaus muß über ein annähernd optimales Berichtswesen verfügen, das etwa so aussieht: Ärztlicher Direktor, Oberin und Verwaltungsdirektor, alle Primärärzte, Abteilungsschwester, Stationsschwester, der Betriebsingenieur, der Küchenleiter, der Wäschereileiter, der Leiter der Aufnahme, der Leiter des Wirtschaftsdienstes und schließlich jeder Mitarbeiter wissen, welche Informationen für die Erledigung ihrer Arbeiten oder für ihre Entscheidung erforderlich und welche davon verfügbar sind, weiterhin wissen sie, welche Folgerungen sie aus den einzelnen Informationen abzuleiten haben. Vor allem aber sind sie bereit, ihre Handlungen und Entscheidungen auf möglichst vollkommener Information aufzubauen. Dazu müssen alle diese Personen die für sie notwendigen Informationen je nach Bedarf von einer zentralen Stelle abrufen, einem Informationsspeicher, der alle Daten mit kurzer Zugriffszeit bereithält, um spezielle Zusammenstellungen und Antworten zu erarbeiten und zu liefern.

2. Derzeitiger Stand des Berichtswesens im Krankenhaus

Analysieren wir den derzeitigen Stand des Berichtwesens im Krankenhaus, dann ergibt sich folgendes:
a) Die Berichterstattung im Krankenhaus beschränkt sich, von wenigen Ausnahmen abgesehen, auf die traditionellen Formen des betrieblichen Rechnungswesens. Dabei werden in den meisten Krankenhäusern selbst die seit Jahrzehnten bewährten Methoden des Rechnungswesens noch nicht in vollem Umfange genutzt. Es fehlt noch an einer exakten Erfassung von Aufwand und Ertrag, es fehlt noch an einer schlagkräftigen Kostenrechnung. Nicht selten begnügt man sich mit einer – etwas vereinfachend ausgedrückt – verbesserten oder verfeinerten Einnahmen- und Ausgabenrechnung. »Was muß heute, im Augenblick,

gezahlt werden, und woher kommen die dazu notwendigen Mittel?«, das ist nicht selten die wichtigste, oft sogar die einzige Fragestellung, die man an die Aufzeichnungen des Rechnungswesens stellt. Über den Ablauf der einzelnen Arbeiten, über die Mengen- und Wertbewegungen innerhalb des Krankenhauses ist man nur in den seltensten Fällen orientiert. Mit anderen Worten: In kaum einem Krankenhaus existiert eine vollkommene Information über das Betriebsgeschehen in der Vergangenheit und Gegenwart.

b) Das heutige Berichtswesen im Krankenhaus ist noch zu wenig auf zukünftiges Handeln eingestellt. Mit dem Schwerpunkt »Rechnungswesen« erfährt man maximal, was in der Vergangenheit gewesen ist, und nimmt diese Daten weitgehend unbesehen als Richtschnur für das zukünftige Handeln. Das trifft einmal zu für die wenigen Ansätze zur Planungsrechnung im einzelnen Krankenhaus: Der Haushalts- oder Wirtschaftsplan basiert fast sklavisch auf den Werten der vergangenen Rechnungsperiode; die wenigen unzulänglichen Investitionsrechnungen gehen von Vergangenheits-, nicht aber von Zukunftswerten aus. Aber auch alle überörtlichen Planungen auf Kreis-, Landes- oder Bundesebene sind vergangenheitsorientiert. Auch hier analysiert man die Vergangenheit und übernimmt diese Werte, entweder unbesehen oder auch mangels anderer Möglichkeiten als Ausgangspunkt für künftige Planungen, für Grundsatzentscheidungen, die das Gesundheits- und Krankenhauswesen auf Jahrzehnte binden werden.

c) Man nimmt die Informationen, die das von Art, Umfang und Technik her gesehen unzulängliche Rechnungswesen zur Verfügung stellt, als gegeben hin und baut darauf sein Handeln auf. Dabei wäre der umgekehrte Weg der richtige: Die Informationen des Berichtswesens müßten maßgeschneidert sein, sie müssen in ihrem Aussagewert den vielgestaltigen und vielschichtigen Bedürfnissen des Krankenhauses entsprechen; mit anderen Worten: Das Berichtswesen müßte auf den sehr differenzierten und variierenden Informationsbedarf und den konkreten Auswertungszweck des Krankenhauses abgestimmt sein.

d) Ein weiterer großer Mangel im heutigen Berichtswesen ist nicht im technischen, sondern vielmehr im menschlich-psychologischen Bereich zu suchen. Neben den unzureichenden Möglichkeiten zur Erarbeitung von Informationen mangelt es im Krankenhaus heute auch an der Bereitwilligkeit, Handlungen und Entscheidungen auf einer möglichst vollkommenen Unterrichtung über alle wesentlichen Tatsachen und Zusammenhänge aufzubauen. Wäre man böswillig bei der Interpretation der gegenwärtigen Verhältnisse, so könnte man sagen, daß man im Gegenteil alles tut, den Stand der Informationen so niedrig wie möglich zu halten, um damit die tatsächlichen Verhältnisse des Krankenhauses zu verschleiern. Nicht die klare Darstellung der Verhältnisse im Behandlungs-, Pflege- und Versorgungsbereich sind es, die Arzt, Schwester, Verwaltungsleiter suchen, sondern vielmehr das Verwischen, das Verschleiern der Gegebenheiten. Das Sich-sträuben gegen jedes Quantifizieren, vor allen Dingen im ärztlich-pflegerischen Bereich, gehört ebenfalls hierher. Aus dieser – ganz vorsichtig ausgedrückt – Fehlhaltung resultieren die wesentlichen Unterschiede zwischen der heutigen Wirklichkeit des Berichtswesens und dem anzustrebenden Entwicklungsziel.

3. Aufbau eines adäquaten Berichts- und Informationswesens im Krankenhaus

Wie kann man zu einem dem heutigen modernen Krankenhaus adäquaten Berichts- und Informationswesen kommen?

Erste Voraussetzung:
Die Krankenhausleitung muß davon überzeugt sein, daß eine aktiv gestaltende Betriebspolitik im Krankenhaus überhaupt möglich ist. Fehlt diese Voraussetzung, dann reichen die wenigen Aufzeichnungen, die heute bereits in jedem Krankenhaus vorhanden sind, sicherlich aus. Diese Überzeugung findet man heute bei weitem noch nicht überall und bei

allen. Man nimmt vielmehr den Krankenhausbetrieb in seiner gegenwärtigen Form als etwas Gegebenes hin und schließt von vornherein jegliche Möglichkeit aus, auch nur für Teilbereiche eine Verbesserung des Arbeitsablaufes und damit eine Anhebung der Wirtschaftlichkeit zu erreichen. Dabei wird das »Gott-Gegebene« des Krankenhausbetriebes entweder ärztlich-pflegerisch begründet, ohne das dies in Wirklichkeit zutrifft, oder aber Verbesserungsmöglichkeiten werden mit dem Hinweis auf die geringe Auswirkung der geplanten Maßnahme abgelehnt.

Immer wieder trifft man Krankenhausträger und Verwaltungsleiter, die der Forderung, ihr Berichtswesen auszuweiten, mit folgendem Argument begegnen: »Jede neue Information kostet Geld. Mir aber ist es unmöglich, irgendwelchen Einfluß auf den Krankenhausbetrieb zu nehmen. Personalkosten und Sachkosten sind weitgehend ärztlich-pflegerisch vorgegeben und können von mir nicht beeinflußt werden. Dazu kommt auf der Einnahmenseite die Preisbindung der Pflegesätze. Mit anderen Worten: Der Handlungsspielraum für eine aktive Betriebsführung ist so gering, daß sich jeder weitere Ausbau des Informationswesens wegen der damit verbundenen Kosten nicht lohnt.« Diese Grundhaltung zieht sich wie ein roter Faden durch die vielen Diskussionen über die Möglichkeiten der Verbesserung der Planung, Organisation und Kontrolle im Krankenhaus.

Zweite Voraussetzung:
Der Informationsbedarf aller Stellen und Personen des Krankenhauses muß analysiert werden, um zu gewährleisten, daß alle notwendigen, aber keine unnötigen Informationen erarbeitet werden. Damit verhindert man sowohl einen Mangel an Information als auch eine Überfütterung (Beispiel: Kostenstellenrechnung als Vollkostenrechnung oder als gezielte Teilkostenrechnung). Die erarbeiteten Informationen untersucht man auf die zulässige Ungenauigkeit; denn eine übertriebene Genauigkeit verursacht eine Verzögerung der Berichterstattung, unnötige Kosten oder beides.

Dritte Voraussetzung:
In einem Informationszentrum müssen die wichtigsten Daten des Krankenhauses abrufbereit gehalten werden. Über die zur Verfügung stehenden Daten sind alle Stellen des Krankenhauses laufend zu unterrichten. Eine regelmäßige betriebliche Schulung unterrichtet alle Mitarbeiter im zweckgerechten Gebrauch, insbesondere in der Ableitung der richtigen Schlußfolgerungen aus dem Berichtsmaterial.

Vierte Voraussetzung:
Bei weitergehender Programmierung und Automatisierung der Abläufe muß die Berichterstattung von unten herauf so gestaltet sein, daß Ausnahmen im Ablauf des Betriebsgeschehens sofort gemeldet werden, d. h. solche Entwicklungen und Ereignisse, die vom Geplanten oder vom Normalen abweichen und eine gewisse Toleranz überschreiten. – So ist etwa der Ablauf des Aufnahmeverfahrens grundsätzlich programmiert und nur für den Fall, daß für einen Notfall kein Bett zur Verfügung steht, wird die Krankenhausleitung informiert und um Entscheidung gebeten. – Voraussetzung dafür ist eine langfristige Grobplanung und eine kurzfristige Detailplanung aller betrieblichen Bereiche sowie die weitgehende Delegierung von Vollmachten an mittlere und untere Instanzen. Die Berichterstattung dient damit dem sogenannten Management by Exception, einem System der Betriebsführung, welches diese nur bei Abweichungen und Ausnahmen in Erscheinung treten läßt.

Fünfte Voraussetzung:
Die geforderte Entwicklung des Berichtswesens ist nicht denkbar ohne große Speicherkapazitäten mit schnellen Zugriffsmöglichkeiten, ohne große Rechenkapazität und ohne Befreiung der Leitung von Routinetätigkeiten. Mit manuellen oder primitiven maschi-

nellen Methoden kann ein solches Berichtswesen nicht erstellt werden, dazu bedarf es schon des Einsatzes der Elektronischen Datenverarbeitung (EDV). Die EDV wird also ein integrieter Bestandteil des modernen Krankenhauses sein, ohne sie wird künftig kein Krankenhaus mehr auskommen. Dabei werden größere Krankenhäuser eigene Anlagen installieren, während mittlere und kleinere Krankenhäuser sich zur Arbeitsgemeinschaft zusammenschließen und gemeinsam ein Rechenzentrum unterhalten werden.
Charakteristisch für den Einsatz der EDV wird sein, daß alle Daten nur einmal erfaßt zu werden brauchen und dann jederzeit für die verschiedensten Zwecke zur Verfügung stehen, die Daten des Patienten, die Daten der medizinischen und der allgemeinen Leistungen, alle die vielen Aufwandsdaten, wie Personaleinsatz, Materialeinsatz, und schließlich alle Daten des Finanzwesens, der Geldbewegung.
Eine so eingesete EDV wird aber nicht nur ein Instrument zur Erreichung eines optimalen Berichtswesens sein, sondern gleichzeitig auch das Leistungspotential, die Charakteristik des Krankenhausbetriebes und der Krankenhausleistung verändern. Vorausberechnung möglicher Störungen der Vitalfunktionen im Rahmen der Intensivpflegeeinheit, genaue Ermittlung von Laborwerten und Strahlungsdosen, exakte Auswertung der Isotopendiagnostik, Möglichkeiten der Essensauswahl unmittelbar vor dem Mittagessen, zentrale Steuerung der Bettenverteilung sind nur einige der sich anbietenden Möglichkeiten für den Einsatz der EDV im Hinblick auf eine Verbesserung der Krankenhausleistung. Mit anderen Worten: Bessere Information hebt nicht nur die Wirtschaftlichkeit des Betriebsprozesses, sondern verbessert gleichzeitig auch die Wirksamkeit, die Effizienz der Leistung. Man kann das auch umgekehrt ausdrücken: Die im modernen Krankenhaus notwendige Leitung erfordert einen ganz bestimmten Grad an Informationen, der heute in der Regel noch nicht gegeben und ohne Hilfe der EDV nicht zu erreichen ist.
Im Hinblick auf die für das Krankenhauswesen und den Krankenhausbetrieb so eminent wichtige Bedeutung des Einsatzes der EDV im Krankenhaus hat das Deutsche Krankenhausinstitut e. V., Düsseldorf (DKI), alle damit zusammenhängenden allgemeinen und speziellen Fragen im Rahmen eines Forschungsauftrages untersucht, der anfänglich mit Mitteln des Landesamtes für Forschung Nordrhein-Westfalen finanziert worden ist. Während der Untersuchung erwies sich, daß schon mit der Frage der Datenerfassung und dem Test der Praktikabilität der verschiedenen Datenerfassungsmethoden ein Arbeitsumfang verbunden war, der weit über den Rahmen des ursprünglichen Forschungsauftrages hinausging. Aus diesem Grunde hat das DKI die Arbeiten aus eigenen Mitteln, zum Teil mit Hilfe einzelner Krankenhäuser und auch unter Unterstützung eines EDV-Herstellers weitergeführt und sie 1968 abgeschlossen. Dabei wurden auch die Erkenntnisse verwertet, die 1968 in Verbindung mit der Vorbereitung einer vom Bundesministerium für Gesundheitswesen geförderten Partialanalyse im Rahmen der regionalen Krankenversorgung gewonnen werden konnten.
Die Ergebnisse aller dieser Arbeiten werden in diesem Forschungsbericht vorgelegt. Dabei wurden im Verlaufe der Untersuchung die Fragen der Datenverarbeitung (und in deren Rahmen die Fragen der Datenerfassung) im Krankenhaus sowohl theoretisch als auch im besonderen Umfange – hinsichtlich ihrer Praktikabilität – experimentell untersucht, wobei es sich erwiesen hat, daß die EDV auch und gerade im Krankenhaus ein Führungsinstrument (zur Planung, Organisation und Kontrolle der Leistungserstellung des Krankenhauses) ist, auf welches die Krankenhäuser, wollen sie ihren vielfältigen Aufgaben optimal gerecht werden, in Zukunft nicht mehr verzichten können.

Teil I

Datenverarbeitung im Krankenhaus

1. Grundsätzliches zum Fragenkreis Elektronische Datenverarbeitung im Krankenhaus

Sinnvolle Datenverarbeitung im Krankenhaus setzt voraus, daß der Bereich Krankenhaus unter dem Gesichtspunkt dieser Fragestellung untersucht wird. Das Ergebnis einer solchen Untersuchung ist die Formulierung der Forderungen des Krankenhauses an die moderne Datenverarbeitungstechnik. Es wird vorausgesetzt, daß die Datenverarbeitung eine notwendige technische Einrichtung des Krankenhauses ist. Grundlagen für eine zweckentsprechende Verarbeitung ist die richtige Auswahl und Erfassung der Daten nach Ort, Zeit und Wert. Die Arbeitsabläufe im Pflege-, Behandlungs-, Versorgungs- und Verwaltungsbereich sind planmäßig zu gestalten. Die Datenverarbeitung soll die dazu notwendigen Unterlagen schnell, konsequent und in dem benötigten Umfang erstellen. Die Datenverarbeitung ist ein Werkzeug der Betriebsführung im Krankenhaus, mit dem Ergebnisse ermittelt und Einblicke gewährt werden, die sonst nicht möglich sind. Das technisierte und komplizierte Gebilde Krankenhaus ist in vielen Ländern in seiner Problematik erkannt worden. Es ist dort selbstverständlich, daß die Führung eines Krankenhauses in den Händen eines gut ausgebildeten Managements liegt. Die externen Aufgaben eines Managements liegen in der Eingliederung und Funktionsabstimmung des Krankenhauses innerhalb einer Region; die internen Aufgaben liegen in der Führung und Steuerung des Krankenhausbetriebes in seiner Gesamtfunktion.

a) Datenfluß

Um den Krankenhausbetrieb reibungslos ablaufen lassen zu können, müssen viele Informationen von einer Leistungsstelle zu einer anderen Leistungsstelle gelangen. Es ist nur möglich, die einzelnen Betriebsstellen eines Krankenhauses aufeinander abzustimmen, wenn eine gegenseitige Unterrichtung über die Tätigkeiten erfolgt. Der Informationsfluß eines Krankenhauses ist zeit- und personalaufwendig. Viele Bereiche werden in der Arbeitsgestaltung noch so ausgeführt, wie es zur Zeit der Entstehung – d. h. ohne technische Möglichkeiten von heute – üblich war. Es fehlt die ganzheitliche Betrachtungsweise. Das Krankenhaus, das sich in viele Einzelbereiche gliedert, muß zu einem funktionierenden Ganzen zusammengeschlossen werden. Sämtliche Bereiche des Krankenhauses müssen in die Betriebsorganisation so eingeordnet werden, daß sie die ihnen gestellten speziellen Aufgaben optimal erfüllen können. Sie müssen ihren Platz im Gesamtbetrieb ausfüllen. Die Betriebsorganisation der Einzelbereiche muß auf die Organisation des Gesamten abgestimmt sein. Umgekehrt muß aber auch die Gesamtorganisation die Funktionen der Einzelbereiche ausreichend berücksichtigen. Organisation eines Krankenhauses ist das Zusammenspiel vieler, teilweise komplizierter Einzelabläufe in einem sinnvollen Ganzen. Um nun in einem solchen Betriebsgeschehen zu einer Ordnung zu kommen, müssen alle Informationen untereinander ausgetauscht werden. Diese Informationen sind notwendig, um an den einzelnen Betriebsstellen die Arbeiten durchführen zu können. Typisch für das Krankenhaus ist, daß gleiche Informationen an mehreren Stellen und oft mehrfach benötigt werden. Der Datenfluß, wie er sich heute im Krankenhaus darstellt, nimmt auf diese Gegebenheiten nur selten Rücksicht. Moderne Datenerfassung sollte voraussetzen, daß jedes Datum nur einmal erfaßt wird und dann für alle nachfolgenden Bearbeitungen bereitsteht. Diese Daten sollten in den Einzelbereichen um die dort entstehenden Angaben bereichert werden. Ziel sollte deshalb sein, daß jede Angabe nur einmal gemacht wird und dann jeder Stelle zur Verfügung steht, die dieses Datum für ihre weiteren Arbeiten benötigt. Dieses zur Verfügungstellen kann auf Anfrage geschehen oder auf Grund von Programmen. Bei dieser Art des Datenflusses wird die Unterrichtung der Stellen entweder – vom Programm gesteuert – selbständig vorgenommen oder auf Grund einer Anfrage.

Eine derartige Einrichtung nennt man, wie schon angedeutet, ein Informationssystem. Verfügt das Krankenhaus über eine eigene Datenverarbeitungsanlage, so ist diese die Speicherstelle für alle Informationen aus dem Betriebsgeschehen. Steuerungselement der Datenverarbeitung ist die Zentraleinheit der Datenverarbeitungsanlage. Sie wird nach den vorher aufgestellten Arbeitsprogrammen tätig. Informationsspeicher sind die Einheiten, die einen direkten Zugriff zu den einzelnen Informationen, d. h. zu Einzeldaten, gestatten. Um Informationen identifizieren und ordnen zu können, ist es notwendig, sie mit Zuordnungsbegriffen zu versehen. Im Krankenhaus wird die Patientenaufnahmenummer einer dieser Zuordnungsbegriffe sein. Voraussetzung für den Aufbau eines solchen komplexen Systems ist die entsprechende Organisation. Methode und Organisation stehen im Vordergrund; die notwendigen technischen Einrichtungen sind dem untergeordnet, sie sind allein Werkzeug. Allerdings muß für den Einzelfall das zweckmäßigste Werkzeug aus den vorhandenen Möglichkeiten ausgesucht werden. Verfehlt wäre es, althergebrachte Organisationsformen mit Hilfe neuer technischer Einrichtungen aufwerten zu wollen. Es ist notwendig, das Betriebsgeschehen eines Krankenhauses unter diesen Aspekten neu zu durchdenken und zu planen. Nur dann sind wirklich optimale Erleichterungen und Konsequenzen aus dem Einsatz eines solchen Systems zu ziehen. Die Datenverarbeitung setzt eine konsequente Organisationsplanung des Ablaufes voraus.

Ausgehend von der Gesamtaufgabenstellung und den im einzelnen erforderlichen Auswertungen ist als vorbereitende Arbeit eine genaue Definition der zu speichernden Daten sowohl hinsichtlich ihrer Entstehung als auch ihres Umfanges vorzunehmen. Erst dann kann ein System aufgebaut werden, das der Information und der gesteuerten Kommunikation dient, das organisatorische Steuerungsfunktionen ausübt und in der Lage ist, sowohl das externe als auch das interne Rechnungswesen zu bewältigen.

b) Datenarten

Man kann die im Krankenhaus anfallenden Daten in fünf Gruppen unterteilen: Daten des Patienten – Daten der medizinischen und pflegerischen Leistungen sowie der allgemeinen Leistungen – Aufwandsdaten wie Personaleinsatz und Materialeinsatz – Daten des Finanzwesens und der Geldbewegung – Daten der Organisation.

Dabei sind es die Daten der Patienten und der medizinischen Leistungen, die krankenhausspezifisch sind. Alle anderen Datenarten fallen ebenso in anderen, dem Krankenhaus nach Art der Dienstleistungen mehr oder weniger verwandten Betrieben an.

Aus der Vielzahl dieser vorhandenen Informationen über das Geschehen im Krankenhaus müssen nun diejenigen ausgewählt werden, die zur Führung des Krankenhauses im weitesten Sinne des Wortes, d. h. einzel- und gesamtwirtschaftlich gesehen, relevant sind. Die Relevanz betrifft also einmal das einzelne Krankenhaus, zum zweiten die Zusammenarbeit mehrerer Krankenhäuser und zum dritten die Zusammenarbeit des Krankenhauses mit allen übrigen Einrichtungen des Gesundheits- und Sozialwesens. Sicherlich wird man nicht alle Informationen des Krankenhauses festhalten müssen. In der Regel sind die insgesamt vorhandenen Informationen zum Teil fixiert, zu einem anderen Teil nicht fixiert. Alle diejenigen Informationen nun, die in irgend einer Weise fixiert, erfaßt sind, bezeichnet man mit Daten. Daten werden als durch Symbole, wie Zahlen, Buchstaben oder Zeichen, darstellbare Informationen definiert, über deren Bedeutung man sich vorher geeinigt hat, falls sie durch Konvention nicht schon bekannt und geläufig sind. Ihr Ausgangswert kann quantitativ und qualitativ sein. Sie sind die Grundfaktoren, mit denen ein Geschehen, ein Ablauf und eine zu lösende Aufgabe erfaßbar gemacht wird. Damit wird eine Vorarbeit angesprochen, die, bevor die Methoden der Datenerfassung untersucht werden, gelöst werden muß.

Ausgehend von einem bestimmten Informationsbedürfnis sollte der Kreis der erfaßten Informationen, also der Daten, immer größer sein, als es für gezielte Aussagen und Auswertungen unbedingt notwendig ist; es muß also eine Sicherheitsgrenze berücksichtigt werden. Da das Informationsbedürfnis nicht konstant ist, sondern sich dauernd verändert und dabei erfahrungsgemäß zunimmt, hat es sich als zweckmäßiger und wirtschaftlicher erwiesen, schon vorab einige Daten mehr zu erfassen, als später bestimmte Daten nachzuerheben.

Geht man davon aus, daß alle einzelbetrieblich und gesamtwirtschaftlich relevanten Informationen im Krankenhaus fixiert, d. h. erfaßt werden müssen, dann hat diese Auswahl unter der Vielzahl der vorhandenen Informationen sehr sorgfältig zu geschehen; denn jede Datenerfassung ist mit einem personellen und finanziellen Aufwand verbunden. So gesehen müssen sozusagen im Vorfeld der Datenerfassung folgende Fragen geklärt werden:

1. Art und Umfang der Informationen, die für den Krankenhausbetrieb im Bereich von Behandlung, Pflege, Versorgung und Verwaltung relevant sind.
2. Aufzeichnungen aller dieser relevanten Informationen, soweit dies technisch möglich ist.
3. Einstellung der Aufzeichnung aller nichtrelevanten Informationen.
4. Verarbeitung und Auswertung aller relevanten Daten.
5. Einstellung der Auswertung aller nichtrelevanten Daten.

Im einzelnen läßt sich der Inhalt der relevanten Daten im Krankenhaus wie folgt bestimmen:

1. Daten des Patienten

Um einen Patienten identifizieren zu können, müssen Angaben zur Person des Patienten aufgenommen werden. Dazu gehören alle diejenigen Daten, die den Patienten A von dem Patienten B unterscheiden, vor allem: Name, Vorname, Geburtsdatum, Geburtsort, Wohnung, Straße, Name und Anschrift der nächsten Angehörigen. Je nach Aufgabenstellung kann dieser Datenkreis erweitert werden. Neben diesen Merkmalen zur Person des Patienten benötigt der Arzt eine Reihe von Angaben, die sich auf frühere Krankheiten des Patienten und deren Verlauf sowie auf ergänzende Angaben beziehen. Auch diese, in der Anamnese erfaßten Angaben sind bei der Datenerfassung zu beachten. Alle diese Daten fallen bei der Aufnahme des Patienten im Krankenhaus an.

2. Daten der medizinischen und pflegerischen Leistungen

Im Verlaufe von Diagnostik, Therapie und Pflege werden eine Reihe Leistungen verordnet und durchgeführt. Dabei müssen erfaßt werden: Art und Zahl der Leistungen, Untersuchungsergebnis, Analyse der Meßwerte, Therapieform, Anwendungsmethode, Therapieergebnis. Die besondere Bedeutung der Daten der medizinischen und pflegerischen Leistungen wird einmal dadurch bestimmt, daß sie quantitativ im Vergleich zu anderen Daten dominieren, zum anderen dadurch, daß es hier um die krankenhaustypischen Daten geht. So gesehen hat sich die Datenerfassung im Krankenhaus in der Hauptsache mit diesem Bereich im besonderen Maße auseinanderzusetzen.

3. Daten der allgemeinen Leistungen – Aufwandsdaten
   Daten des Finanzwesens und Daten der Geldbewegung
   Daten der Organisation

Auch die übrigen, nicht medizinisch-pflegerischen Leistungen für den Patienten müssen erfaßt werden. Hierzu rechnen u. a. die Leistungen im Bereich der Speisen- und der Wäscheversorgung. Dazu kommen die vielgestaltigen Aufwandsdaten im Bereich des Personal- und Sachgütereinsatzes (vor allem Ärzte, Schwestern, medizinisch-technisches Personal, Wirtschaftspersonal, technisches Personal, Verwaltungspersonal, und zwar zahlen- und arbeitszeitmäßig; weiterhin Einsatz von Arznei- und Heilmitteln, Lebensmitteln, Wirtschaftsbedarf, Energie, Bürobedarf). Nicht zuletzt geht es um die Erfassung aller Einnahmen und Ausgaben sowie aller Vermögens- und Schuldpositionen. Hinzu treten alle die Daten, die im Rahmen der Gesamt- und Detailorganisation zur Steuerung des Betriebsablaufes, kurz- und langfristig betrachtet, notwendig sind, wie Dienstpläne, Gerätebelegungspläne, Wartungspläne, Investitionsrechnungen usw. Da alle diese Datengruppen in gleicher oder ähnlicher Weise auch in allen anderen Betrieben anfallen, wird die Datenerfassung im Krankenhaus hier zum Teil auf bereits bewährte und erprobte Methoden zurückgreifen können.

2. Anforderungen an das Datenverarbeitungssystem

Die Auswahl der Maschinentechnik kann unter einer Reihe von Gesichtspunkten erfolgen. Da im Rahmen dieser Untersuchung kein Gesamtüberblick über die maschinentechnischen Möglichkeiten gegeben werden kann, sind nur die vier grundsätzlichen Einsatzmöglichkeiten erwähnt.

Bei einer *kartenorientierten Anlage* handelt es sich um eine Datenverarbeitungsanlage, bei der die Lochkarte zur Dateneingabe und als Datenspeicher dient. Die erforderlichen Arbeitsprogramme sehen vielfältige Kartendurchläufe zu verschiedenartigen Auswertungen vor. Der Umfang der manuellen Hilfs- und Nebenarbeiten, wie z. B. das Sortieren und Mischen der Lochkarten, ist hierbei erheblich. Die Daten brauchen allerdings nur einmal erfaßt zu werden und stehen dann für alle Auswertungen zur Verfügung.

Bei einer *Datenverarbeitungsanlage mit externen Speichern* handelt es sich um eine Erweiterung der oben beschriebenen Anlage durch den Anschluß von externen Speichern, d. h. von Datenspeichern, die im Direktanschluß Daten aufnehmen und wiedergeben können. Die bekanntesten externen Speicher, die im Organisationsbereich hier angesprochen sind und in erster Linie Verwendung finden werden, sind Magnetplatte und Magnetbänder. Eingabemedium ist hierbei die Lochkarte für alle neuhinzukommenden Daten. Es entfallen die bei der kartenorientierten Anlage geschilderten Hilfs- und Nebenarbeiten. Die Bearbeitung einzelner Aufgaben kann in komplexer Form, d. h. mit einer geringeren Anzahl von Maschinendurchläufen erfolgen.

Bei der *Datenverarbeitungsanlage mit externen Speichern, die partiell mit Direkteingaben ausgerüstet* ist, handelt es sich um einen Ausbau der vorher beschriebenen Anlage hinsichtlich der Dateneingabe. Wesentliches Merkmal ist der Anschluß von sogenannten Datenstationen, die der Eingabe, aber auch der Ausgabe von Daten dienen können, sowie die Möglichkeit des Anschlusses technischer Geräte, die ihre Werte direkt an die Datenverarbeitungsanlage abgeben. Als Datenstationen kommen vornehmlich schreibmaschinenähnliche Geräte oder Bildschirme, ggf. mit Eingabetastatur, in Frage. Auch hier wird die Lochkarte noch ein wichtiges Eingabemedium darstellen, wobei allerdings in dieser Ausbaustufe die Direkteingabe maschinenlesbarer Belege an Bedeutung zunehmen wird.

Eine *Datenverarbeitungsanlage*, die in ihrer *Funktion als Informationssystem* ausgebaut wird, muß stets eine größere Anlage sein. Sie muß mit Datenstationen und Direktanschluß von medizinisch-technischen Geräten ausgestattet werden. Mitunter werden ihr sogar Satellitenrechner in Direktverbindung angeschlossen. Es kommen vielfältige Datenstationen in Frage. Die Eingabe der Daten über die Lochkarte oder den Beleg tritt stärker in den Hintergrund, während die Datenein- und -ausgabe über Datenstationen die Regel ist. Die Datenstationen sind möglichst dicht dem Arbeitsplatz zugeordnet; sie sollen dort stehen, wo die Daten anfallen.

Darüber hinaus gibt es eine Reihe von Zwischenformen. Es zeigt sich bei dieser Übersicht einmal, daß sich die Bearbeitungsmethode in jedem Falle von Art und Umfang der peripheren Einrichtungen beeinflussen läßt. Zum anderen ergibt sich, daß Datenerfassung und Eingabeform die Maschinentechnik maßgeblich beeinflussen.

Es leuchtet ein, daß der Einsatz der Datenverarbeitung im Krankenhaus nicht in einem Zuge zu organisieren geht. Deshalb muß die Planung stets von einem Stufenplan ausgehen. Wichtig ist nur, daß bei der Realisierung der einzelnen Stufen bedacht wird, daß als Ergebnis ein Krankenhaus-Informations-System entstehen soll und daß die Stufen immer Teilschritte zu diesem Ziel sind. Es ist möglich, mit Hilfe der Datenverarbeitung ein sinnvolles Rechnungswesen aufzuziehen. Die Datenverarbeitung im Krankenhaus wäre in ihren Einsatzmöglichkeiten aber sehr stark beschränkt, wenn nur das Rechnungswesen mit Hilfe der Datenverarbeitung organisiert werden sollte. Der Einsatzbereich der Datenverarbeitung muß also größer gewählt werden.

Die Gefahr eines Stufenplanes besteht also darin, daß Teilbereiche mit einer neuen Organisationsform umgestaltet werden und daß dadurch bereits so viele positive Erfolge erzielt werden, daß die zweite Stufe nur noch sehr zögernd – wenn überhaupt – angegangen wird. Man sollte deshalb die zeitliche Abwicklung eines solchen Stufenplanes in der ersten Planung zwingend vorschreiben. Die Einzelanwendung kann stets nur Schritt zum Ziel sein, sie sollte nie die Plattform zum Verharren sein.

3. Einsatzbereiche der Elektronischen Datenverarbeitung im Krankenhaus

a) Einsatz im betrieblichen Bereich

In den nachstehenden Übersichten sind die die Krankenhausverwaltung besonders interessierenden Möglichkeiten des Einsatzes der EDV im Rahmen des betrieblichen Rechnungswesens dargestellt, und zwar in folgenden Bereichen:

1. Aufnahme des Patienten
2. Leistungserfassung
3. Leistungsverrechnung – Fakturierung – Buchung der Ausgangsrechnungen – Debitorenkontokorrent – Überwachung der Zahlungseingänge – Mahnwesen
4. Warenbestellung – Wareneingang – Rechnungseingang – Buchung der Eingangsrechnungen – Kreditorenkontokorrent
5. Überwachung des Wirtschaftsplanes (Haushaltsüberwachung)
6. Barer und unbarer Zahlungsverkehr – Verbuchung der Zahlungseingänge und -ausgänge
7. Anlagenbuchhaltung
8. Lagerbuchhaltung
9. Gehalts- und Lohnbuchhaltung
10. Abrechnung innerbetrieblicher Arbeiten (z. B. der Handwerker)
11. Betriebsstatistik
12. Kostenrechnung (Betriebsabrechnung und Selbstkostenrechnung)

Es sei ausdrücklich darauf hingewiesen, daß damit nur ein Teilbereich der betrieblichen Einsatzmöglichkeiten für die EDV im Krankenhaus aufgezeigt ist. Erst nach Einbeziehung auch der Arbeitsgestaltung im Pflege-, Behandlungs- und Versorgungsbereich wird der Grad an Informationen über das Betriebsgeschehen im Krankenhaus erreicht, der Voraussetzung für ein modernes Management im Krankenhaus ist.

b) Einsatz im medizinischen Bereich

Im Bereich der Medizin wird die Datenverarbeitung vor allem ein Hilfsmittel der Dokumentation sein. Klinische Daten und Befunde sollen systematisch geordnet und gespeichert werden und für Vergleichszwecke jederzeit schnell zur Verfügung stehen. Die Probleme der klinischen Befunddokumentation, d. h. der Sammlung, Speicherung und Auswertung der vom Patienten gewonnenen Daten, Merkmale und Befunde, haben in den letzten Jahren steigende Aktualität bekommen. Die Mehrzahl dieser Befunde, die in den Krankenblättern niedergelegt sind, stehen für nachfolgende Bearbeitungen nur unter großen Schwierigkeiten zur Verfügung. Es ist ein allgemeiner Wunsch, daß die darin niedergelegten Informationen besser als bisher nutzbar zu machen seien.

Darüber hinaus bietet sich an, die EDV auf folgenden Bereichen der ärztlichen Behandlung und der Medizintechnik einzusetzen:

1. Hilfestellung bei der Diagnosefindung
2. Erarbeitung von Therapievorschlägen
3. Aufstellung von Behandlungsplänen
4. Automatisierung der Medizintechnik (z. B. im Laboratorium, in der Isotopendiagnostik, der automatischen Patientenüberwachung)

Alle diese Einsatzmöglichkeiten konnten im Rahmen dieser Arbeit nicht untersucht werden.

Teil II

Datenerfassung im Krankenhaus

Die verschiedenen, von der Technik zur Verfügung gestellten Datenerfassungsmethoden wurden daraufhin untersucht, für welche Bereiche des Krankenhauses sie geeignet erscheinen. Besonders geeignete Methoden wurden in einer Reihe von Krankenhäusern erprobt. Ziel der Aufnahme war, die für das Krankenhaus in Frage kommenden Datenerfassungsmethoden mit ihren jeweils relevanten Anwendungsbereichen zu ermitteln. Die Ergebnisse dieser Untersuchungen und Erprobungen sind nachstehend dargestellt.

1. Besonderheiten der Datenerfassung im Krankenhaus

Datenverarbeitung ist das Ordnen, Gruppieren und Rechnen von Daten und das Darstellen der Ergebnisse auf Grund vorgedachter Pläne und Anweisungen. Jede Datenverarbeitung setzt voraus, daß alle die Grundwerte erfaßt werden, die Basis der nachfolgenden Verarbeitung sind. So gesehen hängt die Aussagefähigkeit einer jeden Datenverarbeitung von der Sicherheit und Präzision der dafür eingesetzten Datenerfassungsmethode ab. Erfahrungsgemäß liegt das Grundproblem der Datenverarbeitung meistens nicht in dem maschinellen Programm, sondern in Auswahl und Durchführung der Datenerfassung. In dem Bereich Krankenhaus ist die Datenerfassung besonders schwierig zu lösen. Bei der Datenerfassung im Krankenhaus wird man sich nach den Ergebnissen unserer Untersuchungen nicht auf eine Methode beschränken; es wird also nicht *die* Erfassungsmethode für das Krankenhaus geben, sondern mehrere Methoden werden zur Anwendung gelangen.

Die Probleme der Datenerfassung wurden nicht nur von der technischen Seite – also der äußeren Form – her untersucht, sondern es wurde vor allem die Frage nach der Praktikabilität gerade in Ausnahmesituationen gestellt. Sie ist wichtig für die Auswahl der Erfassungsmethoden in allen Bereichen des Krankenhauses, deren Ablauf, zumindest vorübergehend von der sogenannten Notfallsituation bestimmt wird. Der Ablauf des Krankenhausbetriebes ist zu einem großen Teil vorausschaubar, d. h. er kann geplant und organisiert werden. Die Leistungen für den stationär aufgenommenen Patienten auf der einen Seite und die Leistungen für den ambulant zu behandelnden Patienten andererseits lassen sich bis zu einem gewissen Grade im voraus festlegen und zeitlich in den Betriebsablauf einplanen. Das Krankenhaus muß aber in seinem gesamten innerbetrieblichen Ablauf auch in Notfallsituationen funktionsfähig bleiben, also dann, wenn Eingriffe in den geplanten und organisierten Ablauf vorgenommen werden müssen. Auch in diesen Fällen muß die Koordinierung der einzelnen Leistungsstellen im Rahmen des Gesamtbetriebes Krankenhaus ebenso gewährleistet sein wie im Normalfall.

Die Datenerfassung im Krankenhaus muß unter anderem also zwei Forderungen erfüllen: Sie muß einmal beim Normalbetrieb, also bei dem für stationäre und ambulante Patienten vorausgedachten Leistungsablauf funktionieren; zum anderen aber muß sie bei außergewöhnlichen, den geplanten Ablauf störenden Situationen funktionstüchtig bleiben. Bei den Untersuchungen der Methoden der Datenerfassung wurde deshalb immer wieder die Frage gestellt, ob sie diese Grundforderungen an Sicherheit und Kontinuität erfüllen.

2. Grundsätze der Datenerfassung

Die Technik der Datenerfassung muß sich einmal nach den Arbeitsbedingungen an den verschiedenen Leistungsstellen richten. So kommt es z. B. darauf an, ob ein Arbeitsplatz im Dunkeln oder im Hellen liegt, ob die an diesem Arbeitsplatz durchgeführte Arbeit mit Feuchtigkeit zu tun hat oder inwieweit etwa der Zeitfaktor zu berücksichtigen ist. Bei den Leistungsdaten für den Patienten muß außerdem noch berücksichtigt werden, daß neben dem Durchführungsplatz auch der Verordnungsplatz eine Rolle spielt, d. h. ob die Leistung im Pflegebereich am Krankenbett oder in einer Leistungsstelle, z. B. im Operationssaal, verordnet und fixiert wird. Weiterhin wird sich die Methode der Datenerfassung nach den anfallenden Quantitäten zu richten haben. Das Formular oder die technische Einrichtung zur Datenerfassung wird in der Ausgestaltung wesentlich von der Menge beeinflußt, in der die zu erfassenden Daten innerhalb einer Zeiteinheit anfallen.

Aber auch eine Verbindung mit anderen Leistungsarten kann die Datenerfassungsmethode beeinflussen. So kann es z. B. sein, daß bei Verordnung der Leistung A unabdingbar die Leistung B mitanfällt. In diesem Falle ist es sinnvoll, den Beleg so zu gestalten, daß diese Verbindung erkennbar ist und beide Leistungen über diese Anforderung ausgelöst werden können. Nicht zuletzt ist zu berücksichtigen, ob die Leistung, die angefordert wird, sofort durchgeführt werden muß oder aber ob sie zeitlich in den Routineablauf eingeplant werden kann. Dieser Faktor wird besonders die Frage des Transportes der Leistungsanforderung beeinflussen. Hier muß entschieden werden, ob bei einer sofort durchzuführenden Leistung eine solche Technik gewählt wird, die eine Direktübertragung an die entsprechende Leistungsstelle ermöglicht.

Neben diesen krankenhausspezifischen Grundsätzen lassen sich für die Auswahl der Datenerfassungsmethoden weitere Grundsatzforderungen aufstellen, die bestimmend sind für Beurteilung und Auswahl der verschiedenen Methoden der Datenerfassung

1. Die Daten sind stets in ihrem Ursprung zu erfassen, d. h. bei ihrer Entstehung oder ihrer erstmaligen Verwendung. Übertragungen sind möglichst zu vermeiden.
2. Die logische Eindeutigkeit der zu erfassenden Daten muß gewährleistet sein. Unter Berücksichtigung anderer Aussagemöglichkeiten muß definiert und fixiert werden, welche Aussage das Datum beinhalten soll.
3. Unter Ausnutzung der verschiedenen technischen Möglichkeiten ist die Datenerfassung nach einheitlichen Grundsätzen zu organisieren.
4. Die Zweckmäßigkeit der Erfassungstechnik unter möglichst weitgehender Berücksichtigung der automatischen Erkennbarkeit durch Signalerfassung oder optische Leseeinrichtungen ist bei der Auswahl der Erfassungsmethode besonders zu beachten.
5. Die manuelle Arbeit ist auf das unbedingt notwendige Maß zu reduzieren. Manuelles Übertragen und manuelles Kontieren oder Kodieren ist möglichst zu vermeiden.
6. Bei der Auswahl der Erfassungsmethode sind die Art der Arbeit und die dabei gegebenen Arbeitsbedingungen am Erfassungsort zu berücksichtigen.
7. Die Daten sind vollständig und soweit wie möglich vollzählig zu erfassen.
8. Es ist darauf zu achten, daß die zur Speicherung vorgesehenen Daten möglichst aktuell, d. h. zeitnah sind.
9. Beim Vorhandensein gleichwertiger Erfassungsmethoden ist der wirtschaftlicheren Methode der Vorzug zu geben.
10. Das Personal, das in dem Bereich der Datenerfassung eingesetzt wird, muß mit den ausgewählten Methoden eingehend vertraut gemacht worden sein; es muß ebenso die nachfolgenden Bearbeitungsmethoden kennen.
11. Die Auswahl der zu erfassenden Daten ist in einem bestimmten zeitlich festgelegten Rhythmus – auch im Hinblick auf die Erfassungsmethode – zu überprüfen.

Bei Berücksichtigung aller dieser speziellen und allgemeinen Forderungen an die Datenerfassung im Krankenhaus wird sich im Ergebnis eine optimale Erfassungsmethode ergeben. Dabei ist dies nicht so zu verstehen, daß nur eine der vielen technischen Möglichkeiten angewandt wird. Die optimale Methode der Datenerfassung im Krankenhaus stellt sich vielmehr dar als die aufeinander abgestimmte Kombination aller der technischen Möglichkeiten, die für die verschiedenen Leistungsbereiche des Krankenhauses gerade sinnvoll sind.

3. Krankenhausspezifische Probleme der Datenerfassung

Der Krankenhausbetrieb ist zwar in vieler Hinsicht mit einem Industriebetrieb vergleichbar – aus diesem Grunde können auch die in der Industrie gesammelten Erfahrungen bezüglich der Datenerfassung verwertet werden –, es gibt aber auch tiefgehende Unterschiede: Einmal ist in keinem Industriebetrieb der Personenkreis, der zur Datenerfassung herangezogen werden muß, so groß und so unterschiedlich strukturiert wie im Krankenhaus. Zum anderen sind die Krankenhäuser bezüglich ihrer Arbeitsabläufe im Behandlungs-, Pflege-, Versorgungs- und Verwaltungsbereich höchst unterschiedlich organisiert. Neben guten Ansätzen zur modernen Ablaufgestaltung findet man eine Vielzahl längst überholter Organisationsstrukturen, die mit der Entwicklung des Krankenhausbetriebes nicht Schritt gehalten haben. Das sind die Gründe dafür, daß Personal- und Organisationsfragen des Krankenhauses bei der Datenerfassung nicht unberücksichtigt bleiben dürfen. Sie werfen auch in diesem Zusammenhang eine Reihe bedeutsamer Problem auf.

a) Unterweisung des Personals

Soll die planerische und dispositive Arbeit des Krankenhauses Erfolg versprechen, dann müssen die Daten, auf denen die Betriebsführung ihre Entscheidungen aufbaut, den tatsächlichen Verhältnissen entsprechen. Die Datenerfassung muß also gewährleisten, daß die erfaßten Daten »richtig« sind. Diese Forderung stellt bestimmte Bedingungen an das Personal, das für diese Erfassung verantwortlich ist. Da an fast allen Arbeitsplätzen des Krankenhauses Daten anfallen, muß das gesamte Krankenhauspersonal – vom Arzt bis zur letzten Hilfskraft – in die technischen Details der Datenerfassung eingewiesen sein. Diese Forderung wird heute noch recht großzügig behandelt. Datenerfassung muß bereits Gegenstand des Medizinstudiums, der Pflegeausbildung sowie der Ausbildung der medizinisch-technischen, allgemein-technischen, wirtschaftlichen und kaufmännischen Berufe im Krankenhaus sein. Es ist unmöglich, vom Personal Sicherheit bei der Datenerfassung zu verlangen, wenn das Verständnis dafür und die technischen Kenntnisse der Datenerfassung fehlen. Die laufende technische Weiterentwicklung bedingt ferner, daß das bereits tätige Personal stets mit den neuesten Methoden im Rahmen von externen Fortbildungsveranstaltungen oder von betriebsinternen Schulungen vertraut gemacht wird.

b) Modernisierung der Organisation des Krankenhausbetriebes

Die heute in unseren Krankenhäusern üblichen Organisationsformen basieren auf bestimmten technischen Hilfsmitteln, die zum Teil schon um die Jahrhundertwende im Krankenhaus Eingang gefunden haben. Diese bestehenden Organisationsformen können nicht als unabänderliche Voraussetzung gelten, wenn es darum geht, im Krankenhaus die EDV einzuführen. Diese kann nur dann optimal zum Tragen kommen, wenn bestimmte Voraussetzungen erfüllt werden, die darin bestehen, daß die althergebrachten Organisationsformen an dieses neue technische Hilfsmittel angepaßt werden. So gesehen stellt die EDV bestimmte Voraussetzungen an den laufenden Krankenhausbetrieb, die ein Umdenken in der Organisation bedingen. So ist es heute z. B. üblich, alle Erfassungen in schriftlicher Form wieder auszugeben. Im Bereich der kaufmännischen Verwaltung wird dies beim Kontokorrent sehr deutlich: Man denkt in Kontokarten, die jede Bewegung in lesbarer Schriftform festhalten. Durch Ziehen einer Kontokarte kann man jederzeit ablesen, wie der Stand der Verpflichtungen eines bestimmten Kunden ist. Im Rahmen der EDV muß man sich von diesen Vorstellungen lösen. Es wird nicht mehr für jeden Kunden eine Kontokarte geben, die lesbar ist. Die Aufzeichnungen werden vielmehr in Form von maschinenlesbaren Datenträgern erfolgen, wobei diese Datenträger von der Lochkarte bis zum Magnetband reichen. Nur die Maschine kann die aufgezeichneten Daten in einem mechanischen oder elektronischen Umsetzungsverfahren wieder lesbar machen. Man wird sich also mit der Frage auseinanderzusetzen haben, ob es unbedingt und überall im Krankenhaus bei der Ausgabe der Daten in direktlesbarer Form, d. h. in Schriftform, bleiben muß, so wie es heute bei den konventionellen technischen Hilfsmitteln möglich und üblich ist. In manchen Bereichen wird dies auch künftig unbedingt notwendig sein, in vielen Bereichen dagegen sicherlich nicht; denn es gibt sehr wohl technische Möglichkeiten, im Rahmen einer integrierten Datenverarbeitung durch Abfragen der Zentralanlage die vorhandenen Aufzeichnungen an den einzelnen Arbeitsplätzen optisch sichtbar werden zu lassen.

Ein Beharren auf überkommenen Organisationsvorstellungen steht der Anwendung der EDV im Krankenhaus zwar nicht direkt entgegen, unterbindet jedoch eine optimale Nutzung der damit verbundenen Möglichkeiten zur Arbeitsvereinfachung.

4. Technik der Datenerfassung

Entsprechend dem Schwergewicht unserer Untersuchungen und praktischen Erprobungen über die technischen Möglichkeiten der Datenerfassung im Krankenhaus stehen bei der nachstehenden Darstellung der Untersuchungsergebnisse nicht so sehr die technischen Einzelheiten im Vordergrund, sondern vielmehr die organisatorischen und die personalbedingten Voraussetzungen. Untersucht und dargestellt sind weiterhin nur die prinzipiellen technischen Möglichkeiten, die jedoch im Einzelfall mehrere technische Ausgestaltungen zulassen.

Die Datenerfassung ist im Prinzip ein alltäglicher Vorgang. Jedes Festhalten einer Angabe auf einem Stück Papier ist bereits Datenerfassung; denn durch diesen Schreibvorgang werden die Daten für weitere Bearbeitungen bereitgestellt. Wichtig an diesem Vorgang ist, daß die Information, die zu einem Datum wird, von einem Außenstehenden gelesen und erkannt werden kann. Dieser Außenstehende kann also dieses Datum in seine Überlegungen einbeziehen. Er benutzt also eine Information, die an einer anderen Stelle zu einer anderen Zeit erfaßt und somit zu einem Datum geworden ist, um seine Arbeit ohne zusätzliche Erfassung dieses Datums weiterzuführen. – Auch eine technische Zeichnung ist eine Form der Datenerfassung; denn Zeichnungen können mit Hilfe des Auges erkannt und verarbeitet werden.

In allen diesen Fällen besteht die Technik der Datenerfassung also darin, daß mit Hilfe eines Instrumentes – in den obigen Beispielen mit Hilfe eines Bleistiftes, eines Füllfederhalters oder eines sonstigen Schreib- oder Zeichengerätes – etwas sichtbar gemacht wird, das man einem Dritten mitteilen will. Dabei hat man sich über die verwandten Zeichen und ihren Aussagewert vorher geeinigt. So kann man z. B. vereinbaren, ob die schriftlichen Aussagen in deutsch, englisch oder französisch zu schreiben sind, aber auch welche Schreibweise man wählt, um die Buchstaben erkenne zu können.

Diese bisher dargestellten Methoden der Datenerfassung lassen sich durch weitere Verfeinerungen in der Erfassungstechnik vervollkommnen. Das geschriebene Wort, das auf einem Stück Papier steht, muß alle Aussagen beinhalten, die gemacht werden sollen. Gibt man diesem Papier bereits eine Einteilung nach festen Rubriken, dann lassen sich bestimmte Aussagen mit einem fixierten Platz auf diesem Formular verbinden. So kann man beispielsweise festlegen, daß mit dem Ausfüllen einer Zeile automatisch zusätzlich diese oder jene Bedeutung hinzu tritt.

Es gibt aber auch andere Möglichkeiten, die erfaßten Daten einem Dritten mitzuteilen, so z. B. mit Hilfe eines Fotoapparates, der ein Bild auf einen Film projiziert. Allerdings ist hier eine zusätzliche Bearbeitung notwendig. Will man das aufgenommene Bild als das Datum für einen Dritten sichtbar machen, dann muß der Film entwickelt und fixiert werden, d. h. es wird neben dem Fotoapparat als Erfassungsgerät eine zusätzliche technische Einrichtung benötigt. Ähnliches gilt für andere Methoden der Datenerfassung, so für das Magnetband. Bei dieser Form der Datenerfassung muß das gesprochene Wort, das auf dem Magnetband als Datnträger fixiert ist, über eine zusätzliche Einrichtung, nämlich ein Tonbandgerät abgespielt werden, wenn man es wiedererkennen, d. h. hören will.

Aus der Vielzahl der technischen Möglichkeiten der Datenerfassung kommen für das Krankenhaus vor allem die nachstehend dargestellten in Frage, und zwar aus Gründen, die in den Besonderheiten des Krankenhausbetriebes liegen (unter steter Beachtung des auch für das Krankenhaus gültigen Wirtschaftlichkeitsprinzips).

a) *Ablochbarer Beleg*

Der ablochbare Beleg (vgl. Abb. 1 und 2) fixiert in Form einer schriftlichen Aufzeichnung die Daten, die erfaßt werden sollen. Die geschriebenen Daten werden mit Hilfe eines

Name des Krankenhauses

		Tag	Monat	Jahr			Tag	Monat	Jahr
Patient **A** Entl. Datum					Patient **B** Entl. Datum				

a)	Aufnahme-Nr.				a)	Aufnahme-Nr.			
b)	Alter in Jahren				b)	Alter in Jahren			
c)	Altersgruppe: Neugeb. 0 · Säugl. 1 · -2 J. 2 · -12 J. 3 · -21 J. 4 · -40 J. 5 · -65 J. 6 · -70 J. 7 · -99 J. 8 · ab 100 J. 9				c)	Altersgruppe: Neugeb. 0 · Säugl. 1 · -2 J. 2 · -12 J. 3 · -21 J. 4 · -40 J. 5 · -65 J. 6 · -70 J. 7 · -99 J. 8 · ab 100 J. 9			
d)	Geschlecht männl. 1 weibl. 0				d)	Geschlecht männl. 1 weibl. 0			
e)	Konfession				e)	Konfession			
f)	Wohnort				f)	Wohnort			
g)	Zahlungspflichtiger				g)	Zahlungspflichtiger			
h)	Erlösstelle				h)	Erlösstelle			
i)	Behandlungsergebnis				i)	Behandlungsergebnis			
k)	Behandlungsart kons. 1 operat. 4				k)	Behandlungsart kons. 1 operat. 4			
l)	Wiederaufnahme				l)	Wiederaufnahme			
m)	Unfall				m)	Unfall			
n)	Pflegetage				n)	Pflegetage			
o)	Diagnose I				o)	Diagnose I			
p)	Diagnose II				p)	Diagnose II			
q)	Diagnose III				q)	Diagnose III			
r)	Diagnose IV				r)	Diagnose IV			

DKI - Datenverarbeitung

(März 1968)

Abb. 1

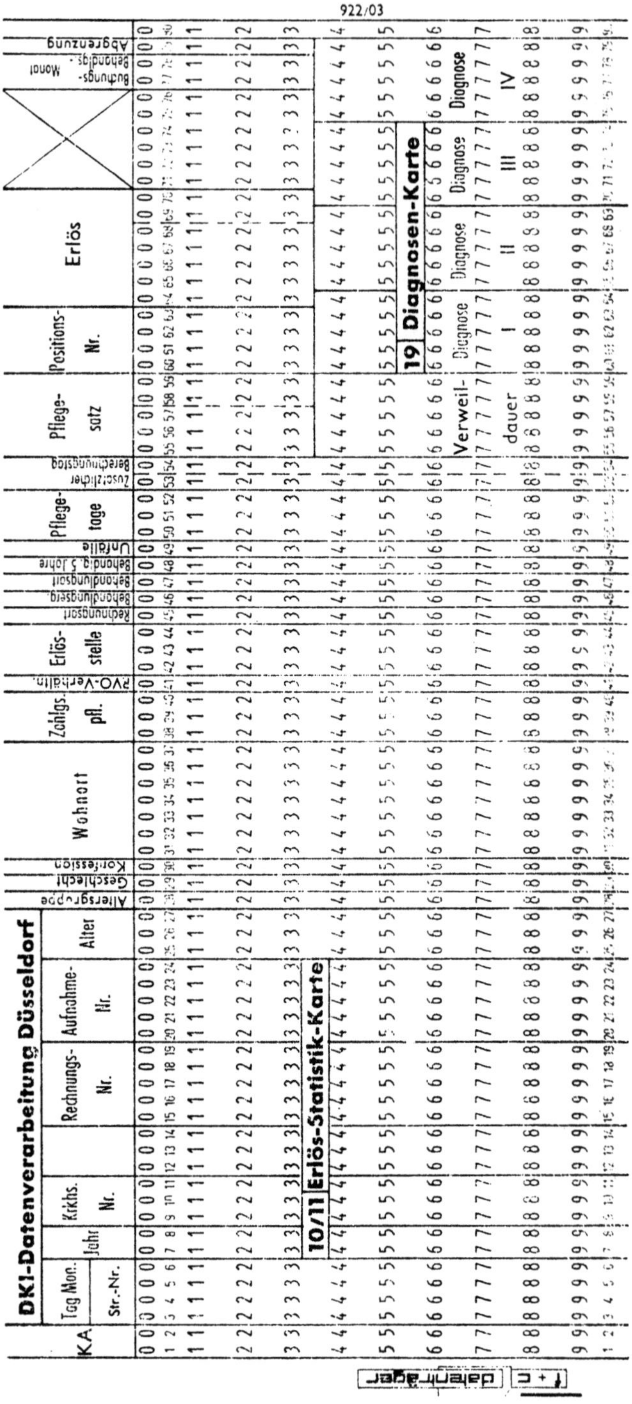
DKI-Datenverarbeitung Düsseldorf
922/03
KA
Tag Mon.
Str.-Nr.
Jahr
Krkhs. Nr.
Rechnungs- Nr.
Aufnahme- Nr.
Alter
Altersgruppe
Geschlecht
Konfession
Wohnort
Zahlgs. pfl.
RVO-Verhältn.
Erlös- stelle
Rechnungsart
Behandlungsart
Behandlungsort
Behandlg. 5 Jahre
Unfälle
Pflege- tage
Zusätzlicher Berechnungstag
Pflege- satz
Positions- Nr.
Erlös
Buchungs- Behandlgs. Monat
Abgrenzung
10/11 Erlös-Statistik-Karte
19 Diagnosen-Karte
Verweil- dauer
Diagnose I
Diagnose II
Diagnose III
Diagnose IV

Abb. 2

Additional information of this book

(Datenverarbeitung im Krankenhaus; 978-3-322-98049-6; 978-3-322-98049-6_OSFO1) is provided:

EXTRA MATERIALS
extras.springer.com

http://Extras.Springer.com

zweiten Arbeitsvorganges in einen maschinell lesbaren Datenträger umgesetzt. Dieser zweite Arbeitsvorgang kann im Lochen und Prüfen bestehen, aber auch im Umsetzen auf ein Magnetband oder eine ähnliche Einrichtung. Der Erfassungsbeleg muß von der Gestaltung her gewährleisten, daß alle eingetragenen Daten fehlerfrei und schnell abgelesen werden und durch den zweiten Arbeitsvorgang in einen maschinell lesbaren Datenträger umgesetzt werden können. Dabei muß der Aufbau des Erfassungsbeleges mit dem Aufbau des Datenträgers übereinstimmen, da sonst der zweite Arbeitsvorgang erschwert wird.

Ablochbare Belege sind die älteste Form der Datenerfassung im Rahmen der modernen Datenverarbeitung. Vom Prinzip her bauen sie auf den bisher bekannten Methoden manueller Bearbeitungsformen auf. Der überwiegende Arbeitsvorgang bei der Erfassung eines Datums ist in diesem Falle ein Schreibvorgang. Dieser Schreibvorgang kann durch eine geplante und gezielte Gestaltung des aufzunehmenden Formulars wesentlich erleichtert werden. Bestehen bleibt der Schreibvorgang jedoch.

Die Abbildungen 1 und 2 zeigen einen ablochbaren Beleg und als maschinenlesbaren Datenträger die zugehörige Lochkarte, und zwar aus dem Bereich der Datensammlung für die Betriebsstatistik. Bei der Gestaltung des Grundbelegs ist bei den Fragen, die in der Beantwortungsmöglichkeit eine Begrenzung haben, die Begrenzung vorgegeben. Hier genügt also statt des Schreibens das Anstreichen des entsprechenden Feldes, um eine eindeutige und klar definierte Anwort auf die gestellte Frage zu geben.

Obwohl die Datenerfassungstechnik heute sehr weit entwickelt ist, ist die Methode des ablochbaren Beleges auch heute noch sehr weit verbreitet. Sie wird oftmals die erste Form der Datenerfassung bei Umstellung von konservativer Bearbeitungsmethode auf die EDV angewandt und gegebenenfalls später abgelöst durch andere, technisch weiterentwickelte Formen. Hierbei wird psychologisch gesehen darauf Rücksicht genommen, daß das Personal gewohnt ist, mit Formularen umzugehen. Typisch für die Erfassungsmethode ist, daß die Maschinenlesbarkeit der Erfassung erst in einem zweiten Arbeitsgang möglich wird, nämlich mit dem Umsetzen der im ablochbaren Beleg erfaßten Daten auf einen zweiten Datenträger, der von der Maschine erkannt werden kann.

Grundsätzlich empfiehlt sich diese Methode im Krankenhaus überall dort zur Anwendung, wo häufig wechselnde Daten in relativ geringer Anzahl anfallen.

b) Verbundlochkarte

Eine Weiterentwicklung des ablochbaren Beleges ist die Verbundlochkarte (vgl. Abb. 3). Die handschriftlichen Aufzeichnungen werden bei dieser Methode direkt auf den maschinellen Datenträger geschrieben, ablochbarer Beleg und maschineller Datenträger sind also identisch. Die Bearbeitungsvorgänge sind dagegen dieselben wie beim ablochbaren Beleg. An der Erfassungsstelle werden die Werte auf dem Datenträger eingetragen. An einer weiteren Bearbeitungsstelle müssen diese eingetragenen Werte nun in einen Code umgesetzt werden, der maschinenlesbar ist, in der Regel durch Lochen und Prüfen.

Im Prinzip gilt für diese Form der Datenerfassung das zum ablochbaren Beleg Gesagte; allerdings besteht hier der Vorteil, daß der maschinelle Datenträger gleichzeitig der Beleg ist, der zur Erfassung verwandt wird. Die Verbundlochkarte hat ihren Ursprung in den kartenorientierten Datenverarbeitungsanlagen, deren externe Speicher die Lochkarte ist. Unter diesen Umständen ist es zweckmäßig, wenn der externe Speicher, von der konventionellen Methode herkommend, gleichzeitig der Urbeleg ist, der bisher im Rechnungswesen zur Auslösung einer Datenfixierung notwendig war.

Die in Abb. 3 gezeigte Verbundlochkarte ist eine Erfassungskarte für eine Leistungsabrechnung. Die geleisteten Tätigkeiten werden, nach Art und Zeitdauer nachgewiesen,

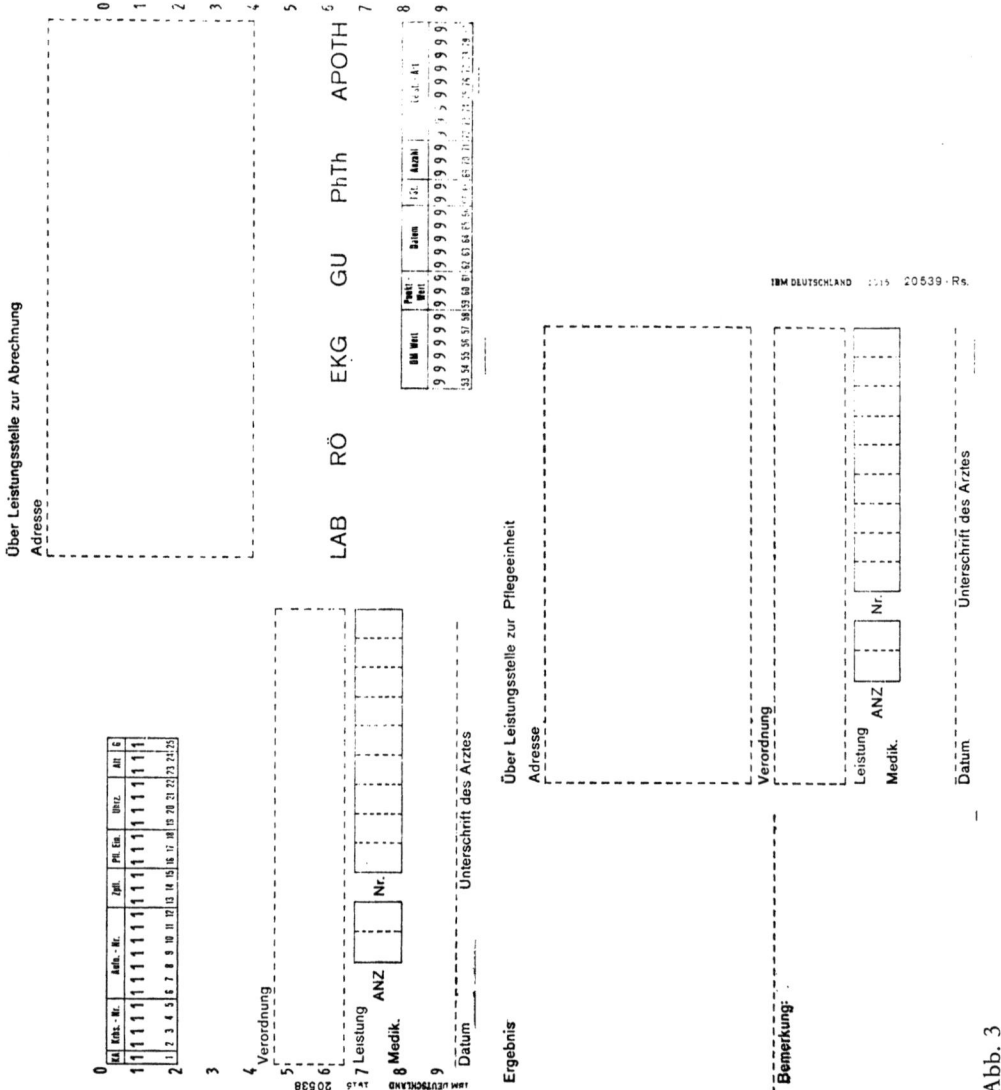

Abb. 3

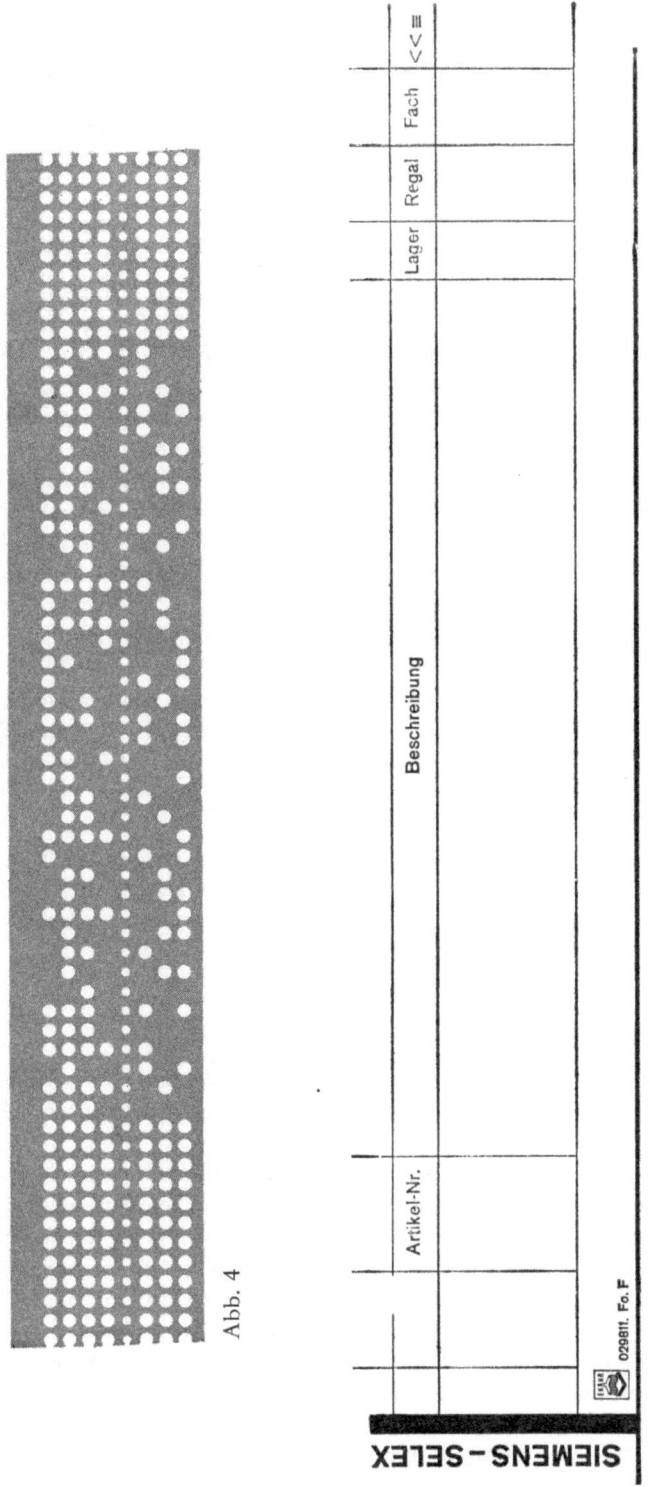

Abb. 4

Abb. 5

direkt auf den Datenträger eingetragen und in einem zweiten Arbeitsvorgang maschinell lesbar gemacht. Die geringe Abmessung der Lochkarte begrenzt zwar die Aufzeichnungsmöglichkeiten, reicht aber vielfach aus. Allerdings setzt die Lochkarte mit ihrer begrenzten Aufnahmefähigkeit von im Durchschnitt 80 Spalten immer wieder die Codierung voraus; für Klartexte (Alphabettexte) ist sie nur bedingt geeignet, nämlich nur dann, wenn Kurzformulierungen oder Abkürzungen möglich sind.

c) Lochstreifen und Lochstreifenkarte

Die Methode des Lochstreifens ist im Prinzip eine Weiterentwicklung der ersten beiden Methoden. An vielen Arbeitsplätzen werden Texte oder Ziffern mit Hilfe einer technischen Einrichtung – im Normalfalle mit einer Schreibmaschine – fixiert. Will man die nachfolgende manuelle Bearbeitung dieser aufgenommenen Werte in Form eines nochmaligen Erfassungsarbeitsvorganges vermeiden, dann kann man an dieses Schreibgerät eine Einrichtung anschließen, die die erfaßten Texte und Ziffern in einem Lochcode aufzeichnet. Im Gegensatz zur Lochkartei ist ein solcher Lochstreifen (vgl. Abb. 4) in seiner Aufnahmekapazität fast unbegrenzt. Seine Verwendung bietet sich überall dort an, wo relativ viel Text aufzunehmen ist. – Eine Abwandlung des Lochstreifens stellt die Lochstreifenkarte (vgl. Abb. 5) dar. Sie entspricht im Grunde genommen einem Lochstreifen, der, ähnlich wie die Lochkarte, in seiner Ausdehnung begrenzt ist.

Die Methode der Datenerfassung über Lochstreifen oder Lochstreifenkarte geht davon aus, daß maschinelles Schreiben und Datenerfassung verbunden sind. Der beim ablochbaren Beleg notwendige Arbeitsvorgang des Uraufzeichnens ist also mit dem nachfolgenden Umsetzen in den maschinenlesbaren Datenträger gekoppelt. Da diese Erfassungsmethode bestimmte Forderungen an den Arbeitsplatz stellt, an dem die Daten erfaßt werden sollen (Schreibgerät mit angeschlossener Übersetzungsmöglichkeit in Lochstreifen), läßt sie sich nicht überall anwenden.

Eine weitere Möglichkeit, die der Lochstreifentechnik nach Art und Technik der Erfassung ähnlich ist, sieht vor, daß die mit einem Schreibgerät fixierten Daten direkt auf ein Magnetband aufgenommen werden. Die damit verbundene Organisation entspricht der beim Einsatz der Lochstreifentechnik.

d) Maschinelle Zeichenerkennung

Die maschinelle Zeichenerkennung geht davon aus, daß der Aufschreibungsbeleg technisch so gestaltet wird, daß mit Hilfe einer Maschine in bestimmten, vorher definierten Feldern dieses Beleges angebrachte Markierungen erkannt werden können.

In der Reihe der sich hier anbietenden technischen Möglichkeiten kommt für die Datenerfassung im Krankenhaus nach dem Ergebnis unserer Untersuchungen dem sogenannten Markierungsbeleg (vgl. Abb. 6) besondere Bedeutung zu, und zwar vor allen Dingen wegen seiner vielseitigen, unkomplizierten und wirtschaftlichen Verwendungsmöglichkeit. Dazu kommt, daß der Markierungsbeleg, der in seinen Abmessungen etwa einen DIN-A 4-Formular entspricht, den bisher gebräuchlichen Formularen in seiner äußeren Gestaltung am nächsten kommt. Die Datenerfassung mit Hilfe des Markierungsbeleges beruht auf dem optischen Zeichenerkennungsverfahren. Eine Lichtquelle strahlt den Beleg an, dieser bricht dieses Licht auf Grund der Papierkonstitution. Der gebrochene Strahl wird von einer Fotozelle aufgefangen. Diese Fotozelle registriert den Rückwurf an räumlich festgelegten Feldern dieses Beleges. Wird in einem Feld eine Markierung, d. h. ein Bleistiftstrich angebracht, so kann das Licht nicht gebrochen werden. Die Fotozelle, die keinen Lichtstrahl aufnehmen kann, registriert, daß dieses Feld markiert ist. Über eine mechani-

Additional information of this book

Datenverarbeitung im Krankenhaus; 978-3-322-98049-6; 978-3-322-98049-6_OSFO2) is provided:

EXTRA MATERIALS
extras.springer.com

http://Extras.Springer.com

sche Einrichtung wird die Wertigkeit dieses definierten Feldes entweder direkt in die Maschine abgegeben oder über einen angeschlossenen Locher in eine Lochkarte umgesetzt. Auf Grund der vielfältigen Markierungsmöglichkeiten ist der Markierungsbeleg in seiner Einsatzmöglichkeit fast unbegrenzt. Je nach Definition der einzelnen Markierungsfelder können mit Hilfe eines Striches umfangreiche Angaben registriert werden. Dazu kommt, daß – wie bei der Verbundlochkarte – Uraufschreibungsbeleg und maschinenverarbeitbarer Datenträger identisch sind. Im Gegensatz zur Verbundlochkarte aber ist der Markierungsbeleg ohne zusätzliche manuelle Bearbeitung selbst maschinenlesbar.

Weitere dem Markierungsbeleg entsprechende Datenerfassungsmöglichkeiten, deren Verwendung im Krankenhaus sich anbietet, sind u. a. die Magnetolekteurkarte und die Zeichenlochkarte.

Zum Bereich der maschinellen Zeichenerkennung gehört auch der sogenannte *Klarschriftleser*. Obwohl Schriftenleser relativ kostenaufwendig sind, werden sie für den Einsatz im Krankenhaus nicht auszuschließen sein. In der Endphase eines Informationssystems gibt es im Krankenhaus verschiedene Arbeitsplätze, für die der Schriftleser die ideale Datenerfassungsmethode ist. – Der Schriftenleser geht davon aus, daß er entweder bestimmte Schriftentypen auf Grund eines im Speicher der Maschine vorgegebenen Grundbildes erkennen kann oder daß bei Handschriftenlesung auf Grund ebenfalls gespeicherter Erfahrungswerte die Schriftzüge verglichen und so erkannt und definiert werden. Beide Verfahren sind in ihren technischen Durchführungsmöglichkeiten aufwendig. Sie werden deshalb auf diejenigen Arbeitsplätze zu beschränken sein, die von ihrer Arbeitsmethode her auf handschriftliche Aufzeichnungen ausgerichtet sind und deren Daten in den Gesamtdatenbereich des Krankenhauses eingefügt werden müssen.

Exkurs: Arbeitsablauf von Leistungsverordnung, -erfassung und -verrechnung mit maschinenlesbaren Belegen

1. Bisheriger Arbeitsablauf

Eine Analyse des Arbeitsablaufes »Leistungsverordnung, -erfassung und -verrechnung« bei konventioneller Organisation zeigt, wie groß der damit verbundene Arbeitsaufwand ist. In der Regel fallen im Verlaufe von Verordnung, Erfassung und Verrechnung einer Leistung folgende Teilarbeiten an:

- Verordnen
- Zwischennotieren
- Ausfüllen der Anforderungsbelege
- Transportieren der Anforderungsbelege zur Leistungsstelle
- Planen der Leistungen nach Zeit und Ablauf
- Ausführen der angeforderten Leistungen
- Notieren der Untersuchungsergebnisse
- Eintragen der Ergebnisse in ein Formular
- Transportieren der Ergebnisse zu den anfordernden Stellen
- Kenntnisnehmen und Eintragen in die Patientenunterlagen
- Transportieren der Patientenunterlagen bei Entlassung zur Verwaltung
- Auswerten der Patientenunterlagen im Hinblick auf erbrachte Leistungen
- Feststellen, welche Leistungen dem Zahlungspflichtigen weiterberechnet werden können
- Bewerten der weiterberechenbaren Leistungen
- Vorbereiten der Fakturierung
- Fakturieren
- Zählen, Gruppieren und Zusammenstellen der Leistungen für die Statistik
- Analysieren der Leistungsstatistik und Disponieren

Alle Teilarbeiten sind personalgebunden und erfordern relativ viel Zeit. Die vorhandenen Transporte können durch technische Einrichtungen – wie Rohrpost, Aufzug, Förderanlage – mechanisiert werden.

2. Vorgeschlagener Arbeitsablauf

a) Arbeitsablaufdarstellung

Bei maschineller Weiterverarbeitung der Leistungsanforderungen mit Hilfe der elektronischen Datenverarbeitung (EDV) ergibt sich ein Arbeitsablauf mit folgenden Teilarbeiten:
- Verordnen
- Notieren in Form maschinenlesbarer Aufzeichnungen
- Eingeben der Verordnungen in das EDV-System
  Maschineninterne Vorgänge (ohne Personalaufwand)
  - Zuordnen der Leistung zur ausführenden Leistungsstelle
  - Planen der Leistungen nach Zeit und Ablauf
  - Nachfragen bei Unklarheiten
- Ausführungen der angeforderten Leistungen
- Eintragen der Ergebnisse in ein Formular, gegebenenfalls Direkteingabe in das EDV-System
- Eingeben der Ergebnisse in das EDV-System
  Maschineninterne Vorgänge (ohne Personalaufwand)
  - Analysieren der Ergebnisse und Vergleich mit vorherigen Leistungen
  - Speichern der Ergebnisse und der Vergleiche bei Patientendaten
  - Feststellen, ob Leistung weiterberechenbar
  - Bewerten der weiterberechenbaren Leistungen
  - Vorbereiten für Fakturierung
  - Fakturieren
  - Bereitstellen für Statistik
- Aufstellen der geforderten Leistungsstatistik
- Ausgabe der Rechnungen und statistischen Zusammenstellungen
- Analyse der Leistungsstatistiken und Disponieren

Im Vergleich zum traditionellen Arbeitsablauf sind bei Einsatz der EDV die personalgebundenen Arbeiten auf ein Minimum reduziert, vor allem im Bereich der Disposition und Statistik. Voraussetzung ist allerdings, daß traditionelle Verfahren zugunsten moderner betrieblich-organisatorischer Abläufe und Techniken aufgegeben werden, und zwar in erster Linie im Bereich der Beleggestaltung.

b) Beleggestaltung für Leistungsanforderung

Um eine sofortige maschinelle Weiterverarbeitung der Leistungsanforderungsformulare zu ermöglichen, werden im Verordnungswesen Belege verwendet, die in den nachfolgenden Arbeitsphasen direkt von einer Maschine ohne zusätzliche personalgebundene Arbeiten gelesen werden können. Diesen Anforderungen entspricht vor allem der Markierungsbeleg; die nachfolgenden Vorschläge gehen von derartigen Belegen aus.

Bei der Gestaltung der Belege sind die am häufigsten anfallenden Leistungsarten auf den Belegen vermerkt. Dabei handelt es sich um relativ wenige Leistungsarten, die aber insgesamt etwa 80 bis 90 % aller anfallenden Leistungen ausmachen. Die hiergegen vereinzelt vorgebrachten Einwände, daß eine solche Leistungsübersicht zu zum Teil unnötigen Routineuntersuchungen führen würde, trifft sicherlich nicht zu; denn auch ohne eine derartige Übersicht wird der Arzt in der Regel immer alle diejenigen Leistungen verordnen, die seiner Ansicht nach im Interesse der Heilung des Patienten erforderlich sind. Zweckmäßigkeit bei der Formulargestaltung und sinnvolle Begrenzung der Leistungsbreite schließen sich also nicht aus. – Weiterhin sei vermerkt, daß alle Anforderungsbelege zwar maschinell auswertbar sind, sich aber in einer ersten Phase der Umstellung der Gesamtorganisation des Krankenhauses auch in ein konventionelles Ablaufverfahren einordnen lassen.

1. Markierungsbeleg zur Anforderung von Leistungen der Röntgendiagnostik

Der Anforderungsbeleg für röntgendiagnostische Leistungen (vgl. Abb. 1) nimmt auf der rechten Seite in der linken Spalte die Verordnungen, in der rechten Spalte die Durchführungsmeldungen auf. In der linken Spalte »Verordnung« werden also die Leistungen angefordert, die für den oben rechts mit Hilfe einer Adressette vermerkten Patienten verordnet sind. Diese Adressette enthält in der Regel nur Alpha-Angaben zur Person des Patienten; die Aufnahmenummer muß markiert werden [1].
Die linke Spalte dient gleichzeitig als Erfassungsbeleg für eine gegebenenfalls später einzurichtende medizinische Dokumentation. Ist die Leistung durchgeführt, wird ihr Vollzug durch Markieren des entsprechenden Tariffeldes in der rechten Spalte vermerkt. Diese Markierung bedeutet, daß eine Leistung der entsprechenden Tarifnummer vorgenommen wurde und nun festgestellt werden kann, ob diese Leistung weiterberechenbar ist oder nicht.
Die anhängende linke Seite des Anforderungsbeleges ist abtrennbar. Sie dient zur Aufnahme der Befundung durch den Röntgenologen. Da dieses Befunden überwiegend in Textform und nicht mit Hilfe vorgegebener Kennmerkmale durchgeführt wird, ist darauf verzichtet worden, diesen Teil des Beleges weiter aufzugliedern. Zur Sicherheit des Betriebsablaufes wird die Befundung durchgeschrieben; das setzt allerdings voraus, daß ein DIN-A 5-Beleg zur Befundung ausreicht.

2. Markierungsbeleg zur Anforderung von Laboratoriumsleistungen

Der Grundaufbau des Belegs zur Anforderung von Laboratoriumsleistungen (vgl. Abb. 2) entspricht dem für Röntgenuntersuchungen. Die rechte Seite dient als Anforderungsbeleg, auf der linken Seite wird die Durchführungsmeldung mit Angabe der Untersuchungsergebnisse vermerkt. Die Daten zur Person des Patienten werden mit der Adressette aufgedruckt. Auf dem Anforderungsbeleg sind die wichtigsten Laborleistungen in fortlaufender Numerierung aufgedruckt. Die angeforderte Leistung wird angekreuzt. Auf der linken Seite sind die Laborleistungen zu drei Gruppen zusammengefaßt, entsprechend der im normalen Allgemeinen Krankenhaus üblichen Arbeitsplatzgliederung. Hier werden der Vollzug und der Befund vermerkt.
Der Beleg sieht für jede Leistung nur ein Markierungsfeld vor. Werden von der gleichen Leistungsart mehrere Leistungen erforderlich, so gibt es für die Anforderung und Erfassung zwei Möglichkeiten:

– für Serien gleicher Größe (zwei, drei, vier oder mehr Leistungen derselben Art) wird ein jeweils gesondertes Markierungsfeld vorgesehen;
– für an mehreren Tagen zu wiederholende Leistungen werden mehrere Belege ausgefüllt.

Theoretisch wäre es auch möglich, Mehrfachleistungen zu markieren. Ein solcher Beleg aber würde entweder zu kompliziert oder zu umfangreich. Aus diesem Grunde sind auch hier, wie bei jeder Beleggestaltung, gewisse Kompromisse in Kauf genommen worden, z. B. die Mehrbelastung durch Ausfüllen mehrerer Belege bei Mehrfachleistungen.

---

[1] Denkbar ist, auch die Markierung der Aufnahmenummer mit der Adressette vorzunehmen.

3. Markierungsbeleg zur Anforderung von Leistungen der Physikalischen Therapie

Bei der Anforderung physikalisch-therapeutischer Leistungen (vgl. Abb. 3) ist vorausgesetzt, daß in der Regel mehrere Einzelleistungen als Serie verordnet werden. Die Anforderung wird durch Ankreuzen der ersten Markierung der jeweiligen Leistungszeile vorgenommen. Auf der linken Belegseite werden Anzahl der Leistungen und der Verabreichungszeitraum vermerkt. Jede Einzelleistung wird durch einen Datumsstempel in der dafür vorgesehenen Rubrik registriert. Nach Abschluß der Behandlung wird die Anzahl der insgesamt verabreichten Leistungen auf dem Markierungsfeld des Beleges eingetragen. Bei allen drei Belegen besteht die Möglichkeit, manuelle Zusätze aufzunehmen. So kann z. B. auf dem Markierungsbeleg zur Anforderung von Röntgenleistungen (vgl. Abb. 1) in dem unteren Teil der Materialverbrauch vermerkt werden (zum Vergleich mit der Lagerbuchhaltung).

c) Leistungsverrechnung und Leistungsstatistik

Die als Markierungsbelege ausgestalteten Leistungsanforderungen können entweder direkt über die EDV maschinell ausgewertet oder in einem konventionellen Verfahren bearbeitet werden, ein Weg, der sich für die Umstellungszeit des Krankenhauses auf EDV anbieten wird.

Bei konventioneller Auswertung werden die Markierungsbelege in der Abrechnungsstelle dem Patienten zugeordnet. Es wird festgestellt, ob die angekreuzte Tarifnummer weiterberechenbar ist oder nicht. Die weiterberechenbaren Leistungen werden in ein Vorberechnungsblatt eingetragen und in Rechnung gestellt. In einem bestimmten Rhythmus werden die Anforderungsbelege maschinell ausgewertet. Dazu werden die Einzelbelege in Lochkarten umgesetzt als Grundlage für maschinell zu erstellende statistische Zusammenstellungen.

In der Endstufe bietet sich die direkte maschinelle Weiterverarbeitung der Markierungsbelege mit Hilfe der EDV an, entweder durch Direkteinlesen der Markierungen in das System oder auf dem Umweg über eine mit Hilfe des Markierungslesers maschinell erstellte Lochkarte. Alle anschließenden Arbeitsvorgänge der Fakturierung und der statistischen Zusammenstellungen aller Art erfolgen maschinell. Dabei ist unerheblich, ob das Krankenhaus mit einer eigenen oder mit einer Gemeinschafts-EDV-Anlage arbeitet.

4. Zusammenfassung des Exkurses

Die dargestellte Form der Organisation von Leistungsanforderung, -erfassung und -verrechnung kommt in der Technik der heute üblichen Form am nächsten. Der Beleg ist fast DIN A 4-groß. Auch das Anstreichen der gewünschten Leistung ist eine Form der Formularausfüllung, die dem Personal nicht unbekannt ist. Die Praxis hat aber gezeigt, daß es trotzdem notwendig ist, bei Umstellung auf eine solche Beleggestaltung das Personal auf diese Art der Leistungserfassung zu schulen. Das Personal muß wissen, wie die Belege bearbeitet werden. Die Erfahrung aber hat auch erwiesen, daß sich ein solches Belegwesen bewährt. Nach einer gewissen Einarbeitungszeit bringt die Leistungserfassung keine Mehrarbeit. Wichtiger aber ist, daß die nachfolgenden Bearbeitungen im Gegensatz zum konventionellen Verfahren einfacher und personalsparender sind. Die Möglichkeit der maschinellen Weiterverarbeitung der Belege erlaubt jede beliebige Art von Zusammenstellung und Gruppierung der Leistungen ohne jeden Personalaufwand. So gesehen ist maschinenlesbare Beleggestaltung ein erster Schritt zu einer umfassenden Dokumentation des Betriebsgeschehens im Krankenhaus, auch für den medizinischen Bereich. – Wichtig ist weiterhin, daß der Beleg sowohl konventionell als auch maschinell weiterverarbeitet werden kann, d. h. das Personal braucht bei Übergang zur EDV nicht umzudenken, sondern kann die Bearbeitung in der bisherigen Form weiterführen.

Es sei darauf hingewiesen, daß die dargestellte Organisationsform für Leistungsanforderung, -erfassung, -verrechnung und -statistik mit Hilfe maschinenlesbarer Belege *eine* der Möglichkeiten ist, die die Technik heute bietet, diesen so wichtigen Arbeitsablauf zu rationalisieren. Es gibt eine Reihe ähnlicher Verfahren, die auf anderen Organisations- und Arbeitstechniken aufbauen, im Ergebnis aber gleichwertig sind. Für die Organisation ist es letztlich unerheblich, ob die maschinelle Bearbeitung der Belege in Form einer optischen Lesung oder mit Hilfe magnetischer oder ähnlicher Markierungen vorgenommen wird. Wichtig ist nur, daß der Arbeitsablauf so vereinfacht ist, daß die in jedem Falle notwendige Aufzeichnung bei der Verordnung einer Leistung technisch so ausgeführt wird, daß sie für die nachfolgenden Bearbeitungen (Leistungserfassung, -verrechnung und -statistik) ohne zusätzliche manuelle Bearbeitung weiterverwendet werden kann. Erfassung, Abrechnung und Darstellung des Leistungsgeschehens sollten also mit dem Arbeitsvorgang der Anforderung einer bestimmten Leistung für einen Patienten koordiniert werden. Diesen Grundsatz gilt es zu erfüllen, wenn es um die Rationalisierung dieses Arbeitsablaufes geht.

e) Tastatur

Im Gegensatz zu den bisher dargestellten Methoden handelt es sich bei der Datenerfassung über Tastaturen um eine direkte Erfassungsmethode, d. h. die Tastatur, vergleichbar mit der Volltastatur einer Rechenmaschine, ist unmittelbar mit der Datenverarbeitungsanlage verbunden. Jede einzelne Taste kann mit einer bestimmten Aussage belegt werden. Der Tastendruck gibt dann einen Stromimpuls in das Datenverarbeitungssystem ein und löst damit die Definition aus, die für diese Taste in der Maschine gespeichert ist. Mit anderen Worten: Die Datenverarbeitungsanlage wird ohne einen weiteren Zwischenträger direkt angesprochen. Für einige Leistungsstellen im Krankenhaus ist dies insofern vorteilhaft, als der Transportweg und die zusätzlichen Bearbeitungen der Eingabe entfallen. Die Anwendung von Tastaturen setzt dann allerdings voraus, daß die Leistungsstellen zum Empfang von Daten auch über ein Ausgabegerät verfügen.
Die Schwierigkeit bei der Anwendung dieser Datenerfassungsmethodik im Krankenhaus besteht vor allem darin, daß keinerlei Belege mehr verwendet werden. Bei voller Umstellung auf Direkteingabe wird der gesamte Betriebsablauf über das Datenverarbeitungssystem gesteuert. Ein so gestaltetes voll integriertes Datenverarbeitungssystem greift naturgemäß tief in die bestehende Organisationsform des Krankenhauses ein, ein Umstand, der sich hemmend auf die Einführung dieser Datenerfassungsmethode auswirkt.
Aus diesen, aber auch aus Kostengründen empfiehlt es sich deshalb, nicht alle Leistungsstellen des Krankenhauses mit diesem Erfassungssystem auszustatten, sondern nur bestimmte Bereiche. Dabei bieten sich diejenigen Leistungsstellen an, die eine unmittelbare und sofortige Verbindung zu anderen Leistungsstellen benötigen (Beispiel: Zentralaufnahme, Bettenbuchungszentrale).
Datendirekteingabe über Tastaturen bieten sich weiterhin an bei Gemeinschaftsanlagen für mehrere Krankenhäuser. In jedem der angeschlossenen Krankenhäuser empfiehlt sich, eine solche Tastatur zur Eingabe von schnell zu verarbeitenden Daten zu installieren. Diese Daten werden dann über die Tastatur dem System direkt mitgeteilt, damit der weitere Arbeitsablauf im einzelnen angeschlossenen Krankenhaus über das System gesteuert werden kann.

f) Bildschirm

Eine der modernsten Methoden der Datenerfassung ist der Bildschirm. Die Arbeitsweise des Bildschirmes entspricht nach Technik und Organisation der einer Tastatur. Mit Hilfe

von gespeicherten Programmen werden Daten in einer tabellarischen Form auf einem Bildschirm sichtbar gemacht. Äußerlich besteht dabei eine Vergleichsmöglichkeit zum Markierungsbeleg: Der Markierungsbeleg, der in einer Feldaufgliederung Merkmale aufnimmt, die entweder eine Leistung oder eine anders geartete Tätigkeit auslösen sollen, wird auf den Bildschirm projiziert. Der Bildschirm ist aber nicht nur Datenausgabeeinheit, die dem Empfänger lesbare Informationen oder erkennbare Zeichnungen projiziert, sondern gleichzeitig auch Dateneingabeeinheit. Als Eingabeeinheit wird der Bildschirm dann aktiv, wenn mit Hilfe eines Leuchtstiftes ein Markierungsfeld abgetastet wird. Der dadurch ausgelöste Impuls teilt der Maschine mit, daß die Definition, die an dieser Stelle laut Programm vorgehalten wird, zum Tragen kommen soll.
Die Erfassung über Bildschirme ist in vielen Bereichen des Krankenhauses die Erfassungsmethode der Zukunft. Sie kommt der traditionellen Denkungsweise und Organisation insofern sehr nahe, als die zu übermittelnden Daten auf dem Bildschirm im Klartext projiziert werden können. Maschinentechnisch sind von der Programmseite her gesehen die Möglichkeiten der Gliederung fast unbegrenzt. So kann man z. B. bei der Leistungsanforderung die Vielzahl der unterschiedlichen Leistungsarten einzelner Leistungsstellen ohne Schwierigkeiten im Programm berücksichtigen und bei Anforderung auf dem Bildschirm sichtbar machen.
Der Bildschirm setzt, wie die Tastatur, ein vollintegriertes Datenverarbeitungssystem im Krankenhaus voraus. Bei beiden Erfassungsformen entfällt die Notwendigkeit für schriftliche Uraufzeichnungen. Die Daten werden durch nur einen Arbeitsvorgang direkt in das System eingegeben. Allerdings müssen die Sicherheiten und die logische Richtigkeit der Eingabe über das Programm geprüft werden. Das kann z. B. auf die Weise geschehen, daß das Eingabegerät die eingegebenen Daten zwischenspeichert und in ihrer Gesamtheit dann noch einmal sichtbar werden läßt, entweder in Form eines geschriebenen Protokolls oder in Form einer sichtbaren Darstellung auf dem Bildschirm. Erst bei Anerkennung der Richtigkeit, einer Art von Freigabevermerk, wird für die eingegebenen Daten der Weg zum System frei.
Gerade diese Datenerfassungsmethoden setzen eine Umerziehung des Personals im Krankenhaus voraus, vor allem im Denken um die Sicherheit der Eingabe. Die unbestritten notwendige Sicherheit kann man nicht mehr darin suchen, daß die Daten auf Zetteln oder Formularen registriert werden. Die Daten werden vielmehr ohne Schriftform in eine Maschine eingegeben, dort in technischer Form registriert und so gespeichert, daß später eine Überprüfung möglich ist.
Diese Form der Datenerfassung beeinflußt naturgemäß auch den organisatorischen Ablauf der Krankenhausarbeit. So wird man z. B. festlegen müssen, in welcher Form die Sicherheit bei medizinischen Verordnungen gewahrt wird. Man wird entscheiden müssen, ob die Aufzeichnungen in Form von Magnetbändern oder anderen Speichermedien vorhanden sein sollen oder aber ob sie in Form von Protokollen, d. h. in Form von Klartexten, vorliegen müssen, die ohne technische Einrichtung von einem außenstehenden Dritten gelesen werden können.

g) Direkterfassung von Gerät zu Gerät

Viele diagnostische und therapeutische Maßnahmen werden im Krankenhaus mit Hilfe technischer Einrichtungen durchgeführt. Diese technischen Einrichtungen geben als Ergebnisse der Untersuchungen Meßwerte an. Um eine Analyse dieser Werte vornehmen zu können, werden sie entweder abgelesen oder in einer bestimmten Reihenfolge schriftlich dargestellt. Für beide Methoden ist es notwendig, die Werte von den Meßskalen der Untersuchungsgeräte manuell in eine Tabelle zu übertragen. Nur wenige Geräte zeichnen die Meßwerte über einen angeschlossenen Schreiber direkt auf. Aber selbst dann, wenn eine Aufzeichnung direkt erfolgt, wird die nachfolgende Bearbeitung – in der Regel die Analyse dieser Werte – manuell durchgeführt.

Die Technik der EDV ermöglicht nun eine Direktübertragung der Meßwerte in das EDV-System. Wenn dies auch noch nicht bei allen Geräten möglich ist, dann liegen die Schwierigkeiten vielfach nicht in der technischen Form der Direktübertragung, sondern in der Definition der zu übernehmenden Werte.

Die Erfassung der Meßwertdaten erfolgt entweder direkt im Rahmen des zentralen Datenverarbeitungssystems oder aber über sogenannte Satellitenrechner. Diese Satellitenrechner speichern die Zwischenwerte, analysieren diese und geben nur die Ergebniswerte an das Zentralsystem weiter. Diese Ergebniswerte können in der Mitteilung bestehen, daß das Untersuchungsergebnis innerhalb des Normbereiches liegt oder aber in einer definierten Form von den Normwerten abweicht. Da in aller Regel für das zentrale Rechensystem diese Aussage ausreicht, werden die Unterlagen, nach denen der Satellitenrechner zu dem Ergebnis gekommen ist, in der dezentralen Einrichtung gespeichert. Für ein Großkrankenhaus bedeutet dies eine wesentliche Entlastung der zentralen Datenverarbeitungsanlage, und die Satellitenrechner können speziell auf die zu lösende Aufgabe ausgerichtet sein. Die manuelle Bearbeitung dieser sogenannten harten Daten wird danach weitgehend eingeschränkt werden. Es bietet sich an, diese Form der Direkterfassung vor allem dort einzusetzen, wo bereits durch Automation der Arbeitsfluß vereinfacht ist. Hier bietet sich an, auch die nachfolgenden Bearbeitungen durch die Direktübertragung von Gerät zu Gerät zu automatisieren. Dies gilt für die Bereiche Laboratorium, EKG, EEG, zum Teil auch für die Umwandlung von Röntgendarstellungen.

h) Eliminierung von Fehlern

Auch wenn durch zweckmäßige Gestaltung des Beleges eine hohe Übersichtlichkeit erreichbar ist, so sind alle zur Sicherung der zu übernehmenden Daten möglichen Maßnahmen zu ergreifen. Für die technische Sicherung der Daten ist durch Vorrichtungen, die in der Maschine vorgesehen sind, gesorgt, z. B. durch Ausschalten von Doppelmarkierungen dort, wo sie nicht sein dürfen oder durch Überwachung der Freilassung dort, wo keine unausgefüllten Felder zulässig sind. Damit sind aber nicht alle Fehlermöglichkeiten ausgeschaltet, vor allem nicht Fehler durch Falschmarkierungen, die in ähnlicher Form auch bei anderen Datenerfassungsmethoden vorkommen können.

Um Erfassungsfehler aufzudecken, sind in erster Linie Plausibilitätskontrollen vorzusehen, die nach Übernahme der Daten maschinell durchzuführen sind. Es handelt sich dabei um Kontrollen, die eine Korrelation verschiedener Angaben beinhalten und damit nicht zulässige oder unwahrscheinliche Angaben auffinden und herausstellen. In diesen Fällen ist eine nochmalige Überprüfung der Angaben zu empfehlen.

5. Organisation der Datenerfassung im Krankenhaus

Auch im Krankenhaus ist die Datenerfassung die Basis für jegliche Form der Datenverarbeitung. Typisch für den Krankenhausbetrieb ist, daß er in mehrere relativ eigenständige Bereiche aufgegliedert ist, die aber zusammenwirken müssen, wenn ihre Einzelleistungen im Rahmen der Gesamtleistung des Krankenhauses wirklich effizient werden sollen. Dieses Zusammenwirken erfordert, daß ein Informationsaustausch von Bereich zu Bereich durchgeführt wird, wobei sich diese Informationen mit den Daten decken, die erfaßt werden müssen, um das Geschehen im Krankenhaus darstellen und analysieren zu können. So gesehen ist dieser Informationsaustausch das Bindeglied von Bereich zu Bereich, mit Hilfe dieses Bindegliedes kann der Gesamtbetrieb Krankenhaus koordiniert und gesteuert werden.

Im Ablauf des Krankenhausbetriebes ist der Patient Träger aller Leistungen. Er löst das Geschehen im Krankenhaus aus, teilweise mittelbar, teilweise unmittelbar. Der heute üblichen Krankenhausorganisation aber mangelt es an einer auf den einzelnen Patienten bezogenen Darstellung der Leistungsstruktur des Einzelkrankenhauses.

Die Krankenhausorganisation beruht vielfach noch auf hergebrachten Traditionen. Ursprünglich war es im Krankenhaus nicht notwendig, alle die vielen Einzelleistungen zu erfassen und darzustellen – weder aus abrechnungstechnischen Gründen noch aus Gründen der betrieblichen Steuerung. Im Rahmen der caritativen Aufgabenstellung des Krankenhauses kam dem Kostenfaktor, der mit dem laufenden Betrieb verbunden war, keine große Bedeutung zu, da die relativ unbedeutenden Aufwendungen der Krankenpflege über freiwillige, mildtätige Zuwendungen finanziert wurden. Der moderne Krankenhausbetrieb dagegen ist sowohl im Hinblick auf die Investition als auch im Hinblick auf den laufenden Betrieb höchst aufwendig und erfordert erhebliche finanzielle Beiträge seitens der Gemeinschaft, völlig unabhängig von der Finanzierungsform. Bei dem heute allgemein üblichen Abrechnungsmodus zwischen Krankenhäusern und Krankenkassen (weitestgehend Pauschalabgeltung aller Leistungen für den Patienten über den Pflegesatz) entfällt aber auch heute noch, von der Abrechnungstechnik her gesehen, die Notwendigkeit zur Erfassung und Darstellung der Einzelleistungen (abgesehen von dem kleinen Sektor der Privatpatienten).

Darüber hinaus haben die meisten Krankenhäuser auch noch nicht erkannt, daß eine durchschaubare Darstellung der Leistungsstruktur und des Leistungsgeschehens zum Zwecke der Betriebsführung unumgänglich ist. Dabei betrifft dies einmal die Effizienz des Leistungsgeschehens im ärztlich-pflegerischen Bereich, zum anderen aber auch die Wirtschaftlichkeit des gesamten Krankenhausbetriebes. Das moderne Krankenhaus benötigt ein schlagkräftiges Berichtswesen, das die notwendigen Informationen zur Steuerung und Überwachung aller Arbeiten liefert, und zwar als Grundlage der ärztlichen Arbeit, der pflegerischen Betreuung und der allgemeinen Versorgung, das darüber hinaus aber auch den überörtlichen Informationsbedarf der Sozial-, Gesundheits- und Krankenhauspolitik sicherstellt. So gesehen wird jede sinnvoll ausgerichtete Datenerfassung im Krankenhaus davon ausgehen müssen, daß, unabhängig vom Abrechnungsverfahren, alle Einzelleistungen, die für den Patienten erbracht werden, erfaßt werden müssen. Die Leistungserfassung wird damit zum Zentralpunkt jeder Datenverarbeitung im Krankenhaus. Bei unseren Untersuchungen stand sie darüber hinaus auch deshalb im Vordergrund, weil gerade in diesen Bereichen die krankenhausspezifischen Probleme der Datenerfassung liegen.

Nachstehend ist für einige typische Bereiche des Krankenhauses die Organisation der Datenerfassung dargestellt. Bei der Auswahl dieser Bereiche ist darauf geachtet, daß alle grundsätzlichen Gedanken zur Datenerfassung im Krankenhaus berücksichtigt sind. Dabei sollte man in allen Bereichen des Krankenhauses bei der Organisation der Datenerfassung berücksichtigen, daß unabhängig von der Organisationsstufe und vom Umfang der Datenverarbeitung immer die Möglichkeit der vollmaschinellen Bearbeitung der erfaßten Daten gegeben ist.

a) Daten des Patienten

Für jeden Patienten, der das Krankenhaus betritt, werden bei der Aufnahme die Daten zur Person erfaßt. Da der Patient der auslösende Faktor für das Leistungsgeschehen im Krankenhaus darstellt, und gleichzeitig Träger aller Leistungen ist, müssen alle Leistungen sein Identifikationsmerkmal tragen. Nur so können die Daten den einzelnen Patienten zugeordnet werden.

Technik und Organisation der Datenerfassung in der Aufnahmeabteilung des Krankenhauses werden dadurch beeinflußt, daß überwiegend alphabetische Angaben anfallen. Um den Patienten in das Ablaufgeschehen des Krankenhauses einzuschleusen, muß er identifizierbar sein. Solange nicht ein voll integriertes Datenverarbeitungssystem vorhanden ist, werden bestimmte Belege auszufüllen sein, die den Arbeitsablauf in den einzelnen Bereichen des Krankenhauses auslösen und steuern. Das Ausfüllen dieses Formularsatzes geschieht mit einer Schreibmaschine. So gesehen empfiehlt sich, diese Schreibmaschine mit einem Streifenlocher zu koppeln und die Angaben, die zur Identifizierung des Patienten notwendig sind, darüber zu erfassen.

Der Arbeitsanfall in der Aufnahmeabteilung ist sehr unterschiedlich. In einem mittelgroßen Krankenhaus können zu bestimmten Spitzenzeiten zwei bis drei Aufnahmestellen notwendig werden, um alle aufzunehmenden Patienten abzufertigen. Da jedoch beim Ablauf der einzelnen Aufnahmen nicht kontinuierlich geschrieben werden muß, ist zu überlegen, einen zentralen Streifenlocher einzusetzen, der wahlweise auf zwei oder drei Schreibmaschinen geschaltet werden kann.

Bei kleineren Krankenhäusern bietet sich an, bei der Aufnahme ablochbare Belege einzusetzen. In den Aufnahmeformularsatz muß dann ein Blatt eingefügt werden, das so aufgebaut sein sollte, daß die zur Identifizierung notwendigen Daten in übersichtlicher Form zusammengestellt sind und damit leicht abgelocht werden können.

b) Daten der diagnostischen und therapeutischen Leistungen

Bei der Organisation der Erfassung der diagnostischen und therapeutischen Leistungen ist von dem Grundsatz auszugehen, daß die Verordnung der Leistung gleichzeitig Leistungserfassung ist. Das bedeutet, daß die Anforderungsbelege so ausgestaltet sein müssen, daß sie gleichzeitig der direkten Datenerfassung dienen können. Damit bieten sich für die Leistungserfassung im stationären und ambulanten Bereich ablochbare Belege, Markierungsbelege, Tastaturen, Bildschirme und direktlesbare Formulare an.

Sicherlich kommt hiervon dem Markierungsbeleg allergrößte Bedeutung zu, bei einer vollintegrierten EDV auch der Tastatur. Dabei gilt der Grundsatz, daß die Definition der Leistung, die angefordert wird, unverwechselbar sein muß. Jeder Anforderungsbeleg muß weiterhin die Identifizierungsmerkmale des Patienten tragen, für den die Leistung angefordert wird und auf den sie später zu beziehen ist.

Jedes Formular ist also mit Identifizierungsmerkmalen zu versehen, aus denen die anfordernde Leistungsstelle, die anzusprechende Leistungsstelle, die Zuordnung zu einem Patienten und der Wunsch der Ausführung einer bestimmten Leistung unverwechselbar erkennbar sind. Alle angegebenen Daten müssen sicher und schnell lesbar und erkennbar sein, und die Formulare sind so zu gestalten, daß das Personal möglichst wenig belastet wird.

Da relativ wenige der im Krankenhaus angebotenen Leistungen bereits einen großen Teil des Gesamtleistungsvolumens ausmachen, ist es sinnvoll, diese relativ kleine Zahl von immer wiederkehrenden Leistungen auf dem Formular oder auf dem Markierungsbeleg vorzudrucken oder aber auf den Tastaturen oder auf den Bildschirmen lesbar vorzugeben. In allen diesen Fällen genügt ein Markierungsstrich oder Tastendruck, um eine bestimmte Leistung unverwechselbar zu definieren, wodurch die mit der Datenerfassung verbundene Arbeit auf ein Minimum reduziert ist. Für die seltener anfallenden Leistungen wird sich in Ergänzung der Markierungsbelege oder Tastaturen die Verwendung ablochbarer Belege empfehlen.

Bei der Erfassung der Daten im Bereich des Verordnungswesens muß eine Kontrolle über die Durchführung der Leistungen eingebaut werden; denn sonst wäre es möglich, daß Leistungen erfaßt werden, die aus irgendwelchen Gründen nicht erstellt wurden. Dabei sind drei Fälle zu unterscheiden, die sich, wenn eine solche Kontrolle durchgeführt werden soll, auf die Beleggestaltung auswirken:

1. Mit der Verordnung der Leistung sind Art und auch Zahl der angeforderten Leistungen eindeutig definiert.
   Die Ausführungsmeldung kann durch eine einfache Markierung erfolgen.
2. Mit der Verordnung der Leistung ist nur die angeforderte Leistungsart definiert, die Anzahl wird gesondert vermerkt.
   Die Ausführungsmeldung muß die Anzahl der durchgeführten Leistungen vermerken.
3. Mit der Verordnung der Leistung sind weder Art noch Anzahl der angeforderten Leistungen definiert.
   Die Ausführungsmeldung muß Art und Anzahl der durchgeführten Leistungen vermerken.

Die Ergebnisse unserer umfangreichen Untersuchungen im Bereich der Leistungsanforderung und Leistungserfassung sind in einem gesonderten Bericht zusammengefaßt.

c) Versorgungsleistungen

Versorgungsleistungen können die medizinische oder aber auch die allgemeine Versorgung des Patienten betreffen. Zum Bereich der medizinischen Versorgung gehören vor allem Apotheke und Zentralsterilisation, zum Bereich der allgemeinen Versorgung u. a. Küche, Wäscherei und Heizung. Dabei wird die Organisation der Datenerfassung wesentlich davon bestimmt, ob die Versorgungsleistungen dem einzelnen Patienten zugeordnet werden sollen, auf die Pflegeeinheit des Patienten zu beziehen sind oder aber ob es ausreicht, nur die Leistungen der Versorgungsstelle insgesamt festzuhalten. Am Beispiel der Apotheke soll gezeigt werden, inwieweit die Organisation der Datenerfassung von dieser Entscheidung abhängt.

Für die Organisation der Datenerfassung in der Apotheke gibt es folgende Möglichkeiten:
1. Die Apotheke wird als Lager behandelt. Die Erfassung der abgegebenen und der neuzukommenden Mengen ist wie bei einer Lagerbuchhaltung geregelt. Die Pflegeeinheit als anfordernde Einheit wird mit den ausgegebenen Medikamenten belastet. Von der Organisation her kann geregelt werden, daß die Medikamente nicht täglich angefordert werden, sondern daß auf der Pflegeeinheit ein Zwischenlager eine zeitliche Pufferzone bildet. Die Datenerfassung beschränkt sich darauf, die Zugänge der Apotheke nach Menge und Wert, die Abgänge nach Menge, Wert und Verbrauchsstelle zu erfassen. Für die Datenverarbeitung bedeutet dies, daß eine Zuordnung des Verbrauches auf den Patienten nicht möglich ist, da er bei der Datenerfassung nicht berücksichtigt wurde. Denkbar wäre, daß auch die Zuordnung des Verbrauchs zur Pflegeeinheit entfällt und daß nur der Verbrauch für das gesamte Krankenhaus registriert wird.
2. Die Leistungen der Apotheke werden auf den einzelnen Patienten bezogen. In diesem Fall muß auch die Datenerfassung vom Patienten ausgehen. Für die Apothekenorganisation bedeutet dies, daß die abzugebenden Arzneien auf einen bestimmten Patienten bezogen angefordert werden müssen. Der Anforderungsbeleg ist dann gleichzeitig Datenerfassungsbeleg. Die spätere Datenverarbeitung kann dann den Verbrauch auf den einzelnen Patienten, gegebenenfalls auch auf Krankheitsarten darstellen.
3. Denkbar ist eine Kombination beider Organisationsformen: Bestimmte Medikamente, deren Verordnung kontrolliert und deren Verbrauch überwacht werden sollen, werden auf den Patienten bezogen erfaßt (Methode 2), Routineverordnungen (z. B. Schlafmittel, Verdauungsmittel) dagegen werden nur nach der Pflegeeinheit registriert (Methode 1).

Das Beispiel der Apotheke zeigt deutlich, daß die Organisation der Datenerfassung von der Entscheidung der Betriebsleitung über Umfang und Intensität der Information abhängt. Jede Information, die später für eine Auswertung benötigt wird, muß exakt fixiert und als Datum in der Maschine gespeichert werden, um so eine spätere Verarbeitung zu ermöglichen. Es wird aber am Beispiel der Apotheke ebenso deutlich, daß jede gewünschte Information Geld kostet, und zwar in erster Linie bei der Datenerfassung. Bei der zweiten Organisationsform ist die Erfassungsarbeit im Bereich der Apotheke viel aufwendiger als im ersten Fall; denn hierbei muß jedes einzelne Medikament für einen bestimmten Patienten identifizierbar sein. Das aber bedeutet, daß jedes Medikament auf den Patienten bezogen angefordert werden muß.

Von der Erfassungstechnik bieten sich für den Bereich Apotheke in erster Linie ablochbare und maschinenlesbare Belege an, und zwar bei beiden Organisationsformen.

Die Problematik der Datenerfassung an den übrigen Verbrauchsstellen ist ähnlich der in der Apotheke gelagert.

d) Ablauforganisation

Beispielhaft für den großen Bereich der betrieblichen Ablauforganisation soll der Küchenbereich erwähnt werden. Um den Küchenbetrieb reibungslos organisieren zu können, müssen Quantitätsmeldungen vorliegen. Die Küchenleitung muß wissen, wieviel von den angebotenen Menüs jeweils zu kochen sind; sie muß weiterhin wissen, welche Stellen mit welchen Mengen zu beliefern sind. Die dazu notwendigen Meldungen kommen aus dem Pflegebereich und aus dem Personalbereich. Bei der eindeutigen Kennzeichnungsmöglichkeit von Mengen und Verbrauchsstellen kommen für die Datenerfassung in erster Linie ablochbare und maschinenlesbare Belege in Frage, aber auch Tastaturen und Bildschirme. Gegenüber der heute üblichen Organisation kann bei der EDV die Auswertung dieser Daten, die in der Regel auch heute schon bekannt sind, im Hinblick auf eine Verbesserung des Küchenablaufes ausgeweitet werden. Mit Hilfe dieser Quantitätsmeldungen kann die gesamte Küchenarbeit disponiert werden: Man kann den Lebensmitteleinsatz ermitteln und den Arbeitsablauf des Küchenbetriebes steuern. Wichtig dabei ist nur, daß der Termin für die Datenerfassung so fixiert wird, daß in den nachfolgenden Arbeitsbereichen die Auswertungsergebnisse noch rechtzeitig verwertet werden können.

e) Finanz- und Betriebsbuchhaltung

Die Datenerfassung im Bereich der Finanz- und Betriebsbuchhaltung mit allen ihren Teilgebieten ist überwiegend mit der Kontierung zu verbinden. Eingangs- und Ausgangsrechnungen werden in einer bestimmten Ordnung auf die verschiedenen Konten verteilt. Hier empfiehlt sich zur Datenerfassung in erster Linie der ablochbare Beleg. In Einzelfällen kann zusätzlich der Markierungsbeleg eingesetzt werden, ebenso das Zeichenlochkarten- oder das Magnetolekteurverfahren. Die Organisation der Datenerfassung ist mit den im Bereich der Finanz- und Betriebsbuchhaltung anfallenden Arbeiten ohne große Schwierigkeiten in Einklang zu bringen. Es bedarf keiner besonderen technischen Ausstattung, und eine Koordinierung mit dem bestehenden Arbeitsablauf ist ohne große Schwierigkeiten möglich.

Schlußbemerkungen

Schon heute ist unbestritten, daß die Datenverarbeitung im Krankenhaus eine zentrale Rolle spielt und sehr viel stärker zum Nutzen des Patienten und zum Fortschritt der medizinischen Entwicklung eingesetzt werden kann. Das Krankenhaus wird in naher Zukunft seinen Betrieb ohne EDV nicht mehr gestalten können. Die EDV wird ein technisches Hilfsmittel werden, wie es die anderen technischen Möglichkeiten des Krankenhausbetriebes heute schon sind. Diese Forderung gilt sowohl für die Bereiche Diagnostik, Therapie und Pflege als auch für die Bereiche Versorgung und Verwaltung, vor allem aber auch für die Krankenhausbetriebsleitung.

Nach den Ergebnissen unserer Untersuchungen empfiehlt es sich, bei allen Überlegungen um den Einsatz der EDV im Krankenhaus die nachstehenden Gesichtspunkte zu beachten:

1. Die meisten Daten, die im Krankenhaus gespeichert werden, müssen direkt verfügbar sein. Sie müssen also auf einem Speicher enthalten sein, der einen direkten Zugriff erlaubt. So gesehen bietet sich als Art der Speicherung der Magnetplattenspeicher an. Je vollständiger die Patientendaten erfaßt werden, desto höher sind die Anforderungen an den Speicherraum. Da aber nicht alle Daten direkt greifbar sein müssen, kommt als weiteres Speichermedium die Magnetbandeinheit in Frage.

2. Da bei der Datenverarbeitung großer Wert darauf zu legen ist, daß der Urbeleg maschinenlesbar ist, wird dem Markierungsleser als Eingabemedium große Bedeutung zukommen. Als Ergänzung zum Beleg wäre das direkte Lesen von Klarschriften wünschenswert.

3. Die Größe einer Anlage, die im Krankenhaus zur Anwendung kommt, wird in der Hauptsache davon abhängig sein, wie groß das Haus selbst ist und in welchem Ausmaß die Bereiche Diagnostik und Therapie bearbeitet werden müssen. Im allgemeinen wird es als das günstigste anzusehen sein, wenn von einer gewissen Größenordnung an das Krankanhaus über eine eigene Datenverarbeitungsanlage verfügt. So natürlich dieses Bestreben grundsätzlich auch sein mag, für viele Krankenhäuser wird es von der Größenordnung her gesehen aber nicht möglich sein, eine eigene leistungsfähige Anlage zu installieren. In allen diesen Fällen bietet sich eine Gemeinschaftsanlage an, die mehrere Krankenhäuser bedient. Bei der Vielzahl der kleinen und mittleren Krankenhäuser wird gerade dieser Organisationsform besondere Bedeutung zukommen. Bei der Übernahme aller Bereiche des Rechnungs- und Informationswesens einschließlich Diagnostik und Therapie wird in der Endstufe des Krankenhaus-Informations-Systems sicherlich auch ein mittelgroßes Krankenhaus eine eigene EDV-Anlage auslasten können.

4. Für die erste Zeit der Umstellung, vor allen Dingen für die Zeiträume, in denen nur einzelne Bereiche des Krankenhauses als selbständige, in sich abgeschlossene Arbeiten neu organisiert und auf EDV übernommen werden sollen, kann man die Maschinenarbeiten auch in Lohnarbeit durchführen. Dabei reicht die Form der »Datenverarbeitung außer Haus« von der stundenweisen Benutzung einer Anlage in einem Rechenzentrum bis zur Nutzung einer Anlage, die in einer anderen Einrichtung des Trägers steht. Die bisherigen Erfahrungen haben allerdings gezeigt, daß beim gemeinschaftlichen Nutzen von Anlagen die branchenorientierte Gemeinschaftsanlage erhebliche Vorteile aufweist.

5. Trotz Betonung der Eigenständigkeit und des Eigenlebens jedes Krankenhauses, die zweifelsohne vorhanden sind, gibt es organisatorische Grundprinzipien, die überall gelten. Unter Beachtung dieser Prinzipien ist festzustellen, daß sich Organisation und Programm durchaus von einem Krankenhaus auf ein anderes übertragen lassen. Es ist deshalb nicht notwendig, daß jedes Krankenhaus eigene Programme entwickelt. Im Hinblick auf einen anzustrebenden Datenaustausch wäre dies sogar unzweckmäßig. Programme, Begriffs-

definitionen und Erfassungsmethoden sollten in allen Krankenhäusern möglichst gleichartig sein, damit sie allgemeingültig und -verwendbar sind. Dabei wäre nicht nur sinnvoll, für einen bestimmten Maschinentyp einheitliche Programme und Abwicklungsmethoden anzustreben; vielmehr sollten die Organisationsprinzipien überall gleich sein, ohne Rücksicht auf den Typ der Anlage, der eingesetzt wird.

6. Es wäre weiterhin sinnvollerweise anzustreben, daß Daten eines Krankenhauses im Bedarfsfalle einem anderen Krankenhaus zur Verfügung stehen; darüber hinaus aber auch für die überörtliche Information im Rahmen der Planung des Krankenhaus- und Gesundheitswesens. Damit würde das Krankenhaus-Informations-System Grundlage eines allgemeinen Gesundheits-Informations-Systems.

7. Mit dem Einsatz der EDV im Krankenhaus kann nicht gearbeitet werden, bis die theoretischen Überlegungen zu einem derartigen Gesundheits-Informations-System abgeschlossen sind. Es empfiehlt sich vielmehr, mit der Umstellung sukzessive zu beginnen, damit in den einzelnen Bereichen zu den theoretischen Überlegungen die praktischen Erfahrungen kommen. Ein in sich geschlossener Stufenplan, der Schritt für Schritt ein Krankenhaus-Informations-System aufbaut, ist zwar das Endziel; in den ersten Phasen aber können bereits solche Teilbereiche umgestellt werden, bei denen nur wenig von der bestehenden Organisation verändert werden muß, durch deren Umstellung aber das Personal und das Denken im Krankenhaus dahingehend beeinflußt wird, daß sich das Krankenhaus-Informations-System als konsequente Forderung und Folgerung aus diesen Detailüberlegungen entwickelt.

Literaturverzeichnis

1. *Allgemeine Probleme der elektronischen Datenverarbeitung im Krankenhaus*

BLADH, STIG, Automatisk databehandling av löner, bokföring och vårdavgifter. Sjukhuset 2/1963, S. 37.

SARGEAUNT, J. Computers and Hospital management. Hospital Management, Sept. 1964, S. 688.

WILLIAMS, B., A Consultant Looks at Hospital Case. The Hospital, Nov. 1964, No. 11, S. 656.

BLUMBERG, M. S., Electronics Will Influence Hospital Planning. (Die Elektronik wird die Krankenhausplanung beeinflussen). The Modern Hospital No. 3, März 1965, Vol. 104, S. 58.

Automatic Data Processing in Hospitals Placing ADP in perspective. Hospitals, April 16, 1965, Vol. 39, S. 50.

BAUM, S. A., Hospitals saves by using outside computer. The Modern Hospital 4/1965, S. 50.

BLAIVAS, M. A., Computerized system speeds blood tests, cuts costs. The Modern Hospital 4/1965, S. 116.

BURNET, E. H., Your planning input will decice computer output. The Modern Hospital 4/1965, S. 106.

CAMPBELL, C. M., Akron speeds information system slowly. The Modern Hospital 4/1965, S. 118.

CORDES, D. W., Computer allows a routine EEG for every admission. The Modern Hospital 4/1965, S. 110.

CUMMINS, A. B., Freeze out waste before you look in the computer. The Modern Hospital 4/1965, S. 104.

GERTFEKDERM, E. G., Data Sending System Links Service Units. The Modern Hospital 4/1965, S. 113.

JANG/BARKER, Punch cards, teletype help to automate drug system. The Modern Hospital 4/1965, S. 124.

Myers, R. S., Automating your own medical data processing can be costly. The Modern Hospital 4/1965, S. 132.

They built research into the new addition. The Modern Hospital 4/1965, S. 100.

Datenspeicher und Elektronenrechner in Klinik und Krankenhaus. Medizinal-Markt 5/1965, S. 222.

Thoms, E. J., Study will measure total impact of computers on hospital management. Hospitals, May 16, 1965, Vol. 30, S. 65.

DeMong, V. C., Surveillance Systems Guard Against Equipment Failure. The Modern Hospital, No. 1, July 1965, Vol. 105, S. 142.

Yellowlees, H., Automatic data processing. Hospitals, July 1965, S. 364.

Die »elektronische Revolution« im Krankenhaus. Ein Blick in die Zukunft aus Amerika berichtet. Krankenhaus Umschau 10/1965, S. 388.

Elektronenrechner: Wirkungsvolle Hilfe bei Spitalpersonalmangel. Österreich. Krankenhauszeitung 11/1965, S. 411.

Groosman, L. E., Computer en ziekenhuis, Het Ziekenhuiswezen No. 11/1965, S. 408. Computer und Krankenhaus.

Elektronengehirne auch für Krankenhäuser. Das fortschrittliche Krankenhaus 1/1966, S. 5.

Barr, A., Computers in the hospital service. The Hospital Vol. 62, No. 3, March 1966, S. 117. (Literaturnachweis, S. 121.)

Den medicinska databehandlingen. Sjukhuset 3/1966, S. 71.

Bieter, J. T., EDP's exciting potential as upgrader of hospital functions. Hospitals Vol. 40, May 1, 1966, S. 119.

Abbott, W., The London Hospital Computer Unit. The Hospital June 1966, Vol. 62, No. 6, S. 265.

Behrens, P., Erfahrungen mit der zentralen Datenverarbeitung in einer Krankenhausapotheke. Krankenhaus Umschau 6/1966, S. 582.

Automatisk databehandling vid sjukhus. Sjukhuset 9/1966, S. 213.

Le Traitement Automatique de l'Information dans l'Administration Sanitaire. World Hospitals – L'Hôpital dans le Monde, October 1966, S. 275.

Barber, B. und Abbott, W., Computers in the hospital service. The Hospital, Nov. 1966, Vol. 62, No. 11, S. 521.

Whyte, L., Elektronische Rechenanlagen in britischen Krankenhäusern, Computer erarbeiten Behandlungspläne. Der Krankenhausarzt 1/1967, S. 6.

Wick, D. P., und C. Th. Ehlers, Datenverarbeitung im Krankenhauswesen, in: IBM-Nachrichten, 188, April 1967.

Betz, F., Automation und Datenverarbeitung im Krankenhaus. Das fortschrittliche Krankenhaus 5, Sept./Okt. 1967, S. 8.

Amberg, W., Die Datenverarbeitungsanlage des Kantonspitals Zürich. VESKA 9/1967, S. 432.

Bauknecht, K., Datenverarbeitung und Computeranwendung im Krankenhaus. VESKA 9/1967, S. 428.

Schwarz, W., Möglichkeiten und Pläne der Datenverarbeitung für Spitäler. VESKA 9/1967, S. 434.

Computer controls at Puerto Rico Medical Centre, Zentrale EDV-Anlage zur Überwachung eines Medical Centers. Hospital Management, Planning & Equipment, October 1967, S. 480.

Väänänen, I., Anwendung des Computers bei der Untersuchung der Krankenhaustätigkeit. Der Krankenhausarzt 10/1967, S. 287.

Watts, S. P., und Acheson, E. D., Computer Method for Deriving Hospital Inpatient Morbidity, Statistics Based on the Person as the Unit. British Medical Journal, 25. Nov. 1967, S. 476.

Greenwood, F., Barlow, Ch. M. and Danziger, E. M., The rigors of choosing a computer. Hospitals, Dec. 1, 1967, Vol. 41, S. 40.

Kool, P. H., Computers en ziekenhuizen. Ons Ziekenhuis 12/1967, S. 414.

Datenverarbeitung im Krankenhaus. IBM-Nachrichten 1967.

Euwe, M., Computer en ziekenhuis. Het Ziekenhuiswezen 3/1967, S. 99.

Mann, K. J., Computers in hospitals. World Hospitals Jan. 1968, Vol. 4, No. 1, S. 13.

Cooke, J. E., Needs of the employee in the computerized hospital. Canadian Hospital 3/1968, S. 50–53.

FEHLER, J., Rationalisierung des Krankenhausbetriebes durch elektronische Datenverarbeitung. Der Krankenhausarzt 3/1968, S. 61.
ROSENBAUM, C. PETER, Computer simplifies record-keeping and review in psychiatric clinic. Hospitals, April 16, 1968, Vol. 42, S. 70.
SALMON, PIERRE, Medical care appraisal. Hospitals, April 1, 1968, Vol. 42, S. 103.
VERMILLION CROFFORD, O., Data processing methods. Hospitals, April 1, 1968, Vol. 42, S. 37.
Maskiner och rutiner i sjukvårds-ADB. moderna sjukhus 4/1968, S. 34.
Betekenis van de computer voor het ziekenhuiswezen. Het Ziekenhuiswezen, 6/1968, S. 253.
FEHLER, J. und HOLLBERG, N., Gedanken zur Planung des Einsatzes elektronischer Datenverarbeitungsanlagen im Krankenhaus. Krankenhaus Umschau 9/1968, S. 855.
SCHULZ, H., Wozu Datenverarbeitung im Krankenhaus? Das fortschrittliche Krankenhaus 6/1968, S. 4.
Elektronische Datenverarbeitung im Krankenhaus. Siemens-Firmeninformation: Elektrotechnik im Krankenhaus 1968 (ohne Seitenangabe).
GÖTZE, W., Möglichkeiten und Grenzen der elektronischen Datenverarbeitung im Krankenhaus. Jahrestagung 1968 der Fachvereinigung der Verwaltungsleiter deutscher Krankenanstalten, S. 59. E. C. Baumann, 1968.
GÖTZE, WERNER, Aspekte bei der Auswahl von EDV-Anlagen. Die Wirtschaftsprüfung, 2/3 1969, S. 52.

2. Krankenhaus-Informationssystem

BORG, BIRCH & KROGBOE, Integreret elektronisk databehandling. Sjukhuset 12/1964, S. 333.
BUREAU, J., Le traitement de l'information, Rapport sur les perpectives d'avenir du Hospital Information System. Techniques Hospitalières Nr. 239–240, Août–Sept. 1965, S. 44.
HART, F., Computer Applications in Hospitals. Canadian Hospital, January 1966, S. 40.
SMITH, J. W., A Hospital Adverse Drug Reaction Reporting Program. Hospitals, Febr. 16, 1966, Vol. 40, S. 90.
YOUNG, J. P., Information Nexus Guides Decision System. The Modern Hospital, Febr. 1966, S. 101.
Better Care Depends on Improved Informations Systems, Expert Says. The Modern Hospital, Vol. 108, No. 4, April 1967, S. 30.
CRONKHITE, L. W., Patient Location Control as a First Step Toward a Total Information System. Hospitals, May 1, 1967, Vol. 41, S. 107.
SILER, W. and KORN, H., A Working Total Information System Is at Least a Year Away. Hospitals, May 1, 1967, Vol. 41, S. 99.
HALL, P., Automatische Verarbeitung von medizinischen Informationen und Patientendaten. Der Krankenhausarzt 10/1967, S. 292.
EICHHORN, S., Information, Kommunikation und elektronische Datenverarbeitung im Krankenhaus. IBM-Seminar »Datenverarbeitung und Medizin« Okt. 1967, Bad Liebenzell.
KOEPPE, P., Das Krankenhaus-Informationssystem, Konzept und Durchführung. Forschung, Praxis, Fortbildung 12/1967, S. 394.
CATTAROZZI, G., Integrierte elektronische Datenverarbeitung in Krankenhäusern. Das Krankenhaus unserer Zeit, 1967, S. 21, Verlag Vogt-Schild AG., Solothurn, Schweiz.
EICHHORN, S., Informations- und Rechnungswesen im Krankenhaus – Arbeitsablauf von Datenerfassung und Datenauswertung bei Einsatz der elektronischen Datenverarbeitung. Das Krankenhaus 1/1968, S. 10.
PEYSSARD, L., Problèmes et perspectives concernant le fonctionnement. Techniques Hospitalières 270/1968, März, S. 58.
Das fortschrittlichste klinische Informationszentrum entsteht im Danderyd-Krankenhaus bei Stockholm. Das fortschrittliche Krankenhaus 5/1968, S. 28.

3. Zentrale Datenverarbeitung

RIKLI, A. E., ALLEN, S. I. and ALEXANDER, S. N., Study Suggests Value of Shared Computers. The Modern Hospital, No. 5, May 1966, Vol. 106, S. 100.

Springer, G. D., One computer works for three hosiptals. The Modern Hospital, Vol. 107, No. 1, July 1966, S. 58.

Computer is the Tie That Binds Satellite to Base Hospital. The Modern Hospital, Vol. 108, No. 5, May 1967, S. 106.

State Association Begins Shared Computer Program for 11 New Jersey Hospitals. The Modern Hospital, Vol. 108, No. 6, June 1967, S. 178.

Databank för hela länet i Huddinge. Sjukhuset, Jan. 1968, Nr. 1, S. 17.

Stockholm group computer for twelve hospitals. Hospital Management Planning & Equipment, Jan. 1968, S. 28.

Automatic data processing, A pilot project of the Manitoba Hospital Association. Canadian Hospital 5/1968, S. 50.

Computers under development for Ontario hospitals. Canadian Hospital 5/1968, S. 52.

Rankin, John W., Four Carolina hospitals go on line with computer. The Modern Hospital 4/1968, S. 86.

4. Datenerfassung

Lutz, H., Die Datenerfassung – ein ungelöstes Problem der Datenverarbeitung. Der Betrieb 38/1965, S. 1369.

Ehlers, T., Direkte maschinelle Verarbeitung von Krankenblättern. Das fortschrittliche Krankenhaus 4/1967, S. 8.

ABD för patientregistrering vid Jönköpings läns centrallasarett. Sjukhuset 9/1966, S. 203.

Hartmann, W., Der Einsatz elektron. Datenverarbeitungsanlagen für die Leistungserfassung und Leistungsabrechnung. Krankenhaus Umschau 11/1966, S. 1022.

Hartwig, R., Zur Erfassung von Meßdaten mit Digitalsystemen bei technisch-wissenschaftlichen Experimenten, Referat. IBM-Seminar – »Datenverarbeitung und Medizin«, Okt. 1967, Bad Liebenzell.

Sanders new »clini-call« system solves the hospital data crisis. Hospitals, Dec. 16, 1967, Vol. 41, S. 13.

Datenfernübertragung. Bürotechnik + Automation 2/1968, S. 60.

Lorenzen, F., Die Datenerfassung – ein ungelöstes Problem der Datenverarbeitung? Zur maschinellen Lesbarkeit von Handschriften. Der Betrieb 2/1968, S. 52.

Forster, John T., Quality of data is first automation problem. Modern Hospital 4/1968, S. 114.

Fehler, J., Organisation von Leistungsanforderungen und Leistungserfassung mit maschinenlesbaren Belegen. Das Krankenhaus 11/1968, S. 439.

Hartmann, W., Moderne Elektronik im Krankenhaus. Dtsch. Zentralbl. f. Krankenpfl. 6/1968, S. 356.

5. Elektronische Datenverarbeitung in der Krankenhausverwaltung

Schäfer, H., Von der manuellen Büroarbeit zur zentralen Datenverarbeitung in der Krankenhausverwaltung. Krankenhaus Umschau 8/1964, S. 289.

Eichhorn, S., Zentralisierung von Krankenhausverwaltung und Krankenhausstatistik, Sairaala 10/1965.

Schmid, S. und Campbell, Computer-Diät, Impuls 5/1967.

Müller, G., Datenverarbeitung in der Krankenhausverwaltung. Forschung, Praxis, Fortbildung 12/1967, S. 404.

Barber, B, and Abbott, W., Approaching the computerized hospital. The Hospital 3/1968, S. 83.

Dörner, Wolfgang, Göbel, Horst, Minz, Günter, Ordnungsmäßigkeit der Buchführung bei Einsatz von EDV-Anlagen. D. Wirtsch. Prüfung; 14/1968, S. 368.

Rationelle Krankenhausverwaltung. Dtsch. Ärztebl. 32/1968, S. 1737.

Robinson, Gordon H., Wing, Paul and Davis, Louis E., Computer simulation of hospital patient scheduling systems. Health Services Research 2/1968, S. 130.

Goldman, Jay, Knappenberger, H. Allan, Eller, J. C., Evaluating bid allocation policy with computer simulation. Health Services Research 2/1968, S. 119.

Winter, Manfred, Die elektronische Datenverarbeitung in der Praxis – Beispiele aus Krankenhäusern mit 180 und 700 Betten. Krankenhaus Umschau 1/1969, S. 21, und 2/1969, S. 104.

6. Elektronische Datenverarbeitung und Medizin

Proppe, A. und Wagner, G., Die Verwendung maschineller Auswertungsverfahren in der Klinik. Ärztliche Wochenschrift 12/1957.

Elektronische Datenverarbeitung in der Medizin. (Kein Medizin-Roboter, aber zukunftsreiches Hilfsmittel), Bericht über eine Arbeitstagung in Bad Hersfeld. Ärztliche Praxis 17/1962, S. 971.

Cosma, Volk, Greenough, Piberger, Verfahren zur automatischen Verarbeitung großer Mengen von Daten in der klinischen Medizin (FOSDIC). Methodik der Information in der Medizin 4/1963, S. 126.

Kirsch, A. D., Diagnostisches Training mit Hilfe eines Computers. Methodik der Information in der Medizin 4/1963, S. 138.

Computer helps evaluate shock patients. The Modern Hospital 1/1965, S. 86.

Blumberg, M. S., Computers will augment physicians role. The Modern Hospital 5/1966, Vol. 106, S. 48.

Schneider, B., Versuch einer medizinischen Kybernetik. Methodik der Information in der Medizin 3/1966, S. 128.

Elektronische Arzthelfer, Gedanken zur Diagnostik mit Computern. Ärztliche Mitteilungen 8/1966, S. 478.

Studium av ett medicinskt informationssystem. Sjukhuset 10/1966, S. 256.

Datenverarbeitung

Wagner, G., Computer – Hilfsmittel der modernen Medizin. Sonderdruck aus IBM-Nachrichten Heft 180, Dezember 1966.

Bünte, P., Elektronische Datenverarbeitung in der Medizin, Möglichkeiten und Voraussetzungen, Deutsche Rentenversicherung, Folge 2, März/April 1967.

Barthel, D., Sauer, J., Forberg, J. und Brehme, K.-H., Computerdiagnose mit lernenden Automaten. Das deutsche Gesundheitswesen 8/1967, S. 375.

Jörgensen, M., Anwendung des Computers für funktionsdiagnostische Untersuchungen. Der Krankenhausarzt 10/1967, S. 290.

Bünte, P., Entscheidungshilfe für Diagnostik und Therapie, Referat. IBM-Seminar »Datenverarbeitung und Medizin«, Okt. 1967, Bad Liebenzell.

Griesser, G., Forderung der Medizin an die Datenverarbeitung, Referat. IBM-Seminar »Datenverarbeitung und Medizin«, Okt. 1967, Bad Liebenzell.

Proppe, A., Datenverarbeitung und Medizin, Referat. IBM-Seminar »Datenverarbeitung und Medizin«, Okt. 1967, Bad Liebenzell.

Wagner, G., Einsatzmöglichkeiten elektronischer Datenverarbeitungsanlagen in der Medizin. Forschung, Praxis, Fortbildung 12/1967, S. 386.

Nitschkoff, St., Anwendungsmöglichkeiten der elektronischen Datenverarbeitung in der Medizin. Das deutsche Gesundheitswesen 6/1968, S. 277.

Computer zur Unterstützung der ärztlichen Diagnostik. der angestellte arzt, 3/1968, S. 87.

Datenverarbeitung in der Medizin. Das ärztliche Laboratorium 3/1968, S. St. 10–St. 11.

König, G., Computer-Diagnostik. Die Krankenversicherung 4/1968, S. 103.

Wangermann, G., Notwendigkeiten und Möglichkeiten der Anwendung elektronischer Rechenautomaten in der Medizin. Das deutsche Gesundheitswesen 15/1968, S. 673.

Datamaskin – ett medicinskt verktyg. Sjukhuset 5/1968, S. 159.

Grosser, V., Die prognostische Bedeutung der elektronischen Datenverarbeitung für das Gesundheitswesen der DDR. Das deutsche Gesundheitswesen, 18/1968, S. 845.

Medicine and the Computer, Managing a County Health Service (I). Brit. Med. Journal, 29. June 1968, S. 823.

Running a Mental Health Service (II). Brit. Med. Journal, 16. July 1968, S. 51.
Record Linkage (III). Brit. Med. Journal, 13. July 1968, S. 116.
Assisting radiotherapy planning (IV). Brit. Med. Journal, 20. July 1968, S. 180.
Towards computer laboratory control (V). Brit. Med. Journal, 27. July 1968. S. 247.
Elektronische Diagnose. Deutsches Ärzteblatt, 9/1968, S. 480.
In Zweden nu ruim 200 computersystemen in gebruik of in voorbereiding ten behoeve van medische zorg. Techn. Gids 902/1968, 23. Sept., S. 1007.
GROSS, P. F., The computer in health care. World Hospitals; 4/1968, Oct., S. 189.
FÄRBER, G. und PROBST, W., Automatische Versuchssteuerung und Versuchsauswertung mit dem IBM System 1130. Dargestellt an einem Beispiel aus der Medizin. Sonderdruck aus »IBM-Nachrichten«, 1968, Heft 188.
Der Computer hilft dem Kranken. Krankendienst 12/1968, S. 396.
PRIBAN, IAN P., Computer-Prognosen über den menschlichen Gesundheitszustand. Hospitalis 12/1968, S. 799.
LANGE, H.-J., Möglichkeiten und Grenzen der Computertechnik. Ärzteblatt Rhld.-Pfalz, 2/1969, S. 110.

7. Elektronische Datenverarbeitung im Bereich der medizinischen Technik

Favourable experience of electronic data processing in blood transfusion service. moderna sjukhus 6/1966, S. 55.
EGGSTEIN, M., KENZELMANN, E., KNODEL, W. und ALLNER, R., Organisatorische Konsequenzen von Automation und Datenverarbeitung im klinisch-chemischen Laboratorium. Sonderdruck aus »Das Ärztliche Laboratorium« 2/1967.
BOCH, H. E., EGGSTEIN, M., KNODEL, W., und ALLNER, R., Automation im klinisch-chemischen Laboratorium. Schweizerische medizinische Wochenschrift 97, Nr. 2/1967.
SCADDING, J. G., Diagnosis: The Clinician and the Computer. The Lancet, October 21, 1967, S. 877.
ABEL, H., Maschinelle Auswertung von Elektrokardiogrammen, Referat. IBM-Seminar – »Datenverarbeitung und Medizin«, Okt. 1967, Bad Liebenzell.
KENZELMANN, E., Datenverarbeitung im klinisch-chemischen Labor, Referat. IBM-Seminar – »Datenverarbeitung und Medizin«, Okt. 1967, Bad Liebenzell.
MÄURER, Systeme und Methoden der Datenverarbeitung. Medizinal Markt 4/1968, S. 142.
PRIBOR, HUGO C., KIRKHAM, WILLIAM R. and HOYT, ROBERT S., Small computer does a big job in this hospital laboratory. Modern Hospital 4/1968, S. 104.
FÄRBER, G., und PROBST, W., Automatische Versuchssteuerung und Versuchsauswertung mit der IBM – System 1130, IBM-Nachrichten 188, April 1968.
RAPPAPORT, ARTHUR E., GENNARO, WILLIAM D. and CONSTANDSE, WILLIAM J., Computer-laboratory link is base of hospital information system. Modern Hospital 4/1968, S. 94.
Automation und Krankenschwester – Einzug des Computers in die Nurses Station. Krankenhaus Umschau 5/1968, S. 390.
JUNGNER, J., Central automation på laboratorier fördelaktigast anser experter. moderna sjukhus 5/1968, S. 48.
DELBRÜCK, A., Informations- und Dokumentationssysteme des Krankenhauslaboratoriums. Der Krankenhausarzt 8/1968, S. 265.
MARCUS, A., The computer comes to the patients bedside. World Health, 8/1968, S. 8.
EKG-analys med datamaskin. Sjukhus 9/1968, S. 232.

8. Medizinische Dokumentation und elektronische Datenverarbeitung

BAYERMANN, G., Lochkarten-Dokumentation für anästhesiologische Zwecke. Medizinal Markt 4/1962, S. 164.
WAGNER, G., Maschinelle Befunddokumentation. Ärztliche Praxis 49/1962, S. 2599.
– Erfahrungen mit der maschinellen Befunddokumentation in der Klinik. IBM-Nachrichten, Heft 154/1962, S. 1659.

Smith/Melton, Maschinelle Dokumentation von Sektionsdiagnosen mittels Computer. Methodik der Information in der Medizin 3/1963, S. 85.

Koller, S., Die Aufgabe der Statistik und Dokumentation in der Medizin. Deutsche medizinische Wochenschrift 88/1963.

Schnabl, S., Die Dokumentation klinisch-psychologischer Untersuchungen mit Lochkarten. Das deutsche Gesundheitswesen 36/1963, S. 1562.

Proppe, A., Die ärztliche Aufgabe und die Dokumentation. Methodik der Information in der Medizin 3/1964, S. 10.

Mount, S. A., Medical Records. Hospitals, April 1, 1965, Vol. 39, S. 125.

Bortsch, H., Dokumentation und Datenverarbeitung in der Medizin. Röntgenpraxis 4/1966, S. 85.

Yoder, R. D., Preparing medical records data for computer progressing. Hospitals, Aug. 16, 1966, Vol. 40, S. 75.

Kurtzke, J. F., Caveat Computator. Methodik der Information in der Medizin 2/1967, S. 127.

Lamson, B. G., Russell, W. S., Glinski, B. C. and Martz, P., A Hospitalwide System for Handling Medical Data. Hospitals, May 1, 1967, Vol. 41, S. 67.

Vallbona, C., Preparing Medical Record Data for Computer Processing. Hospitals, May 1, 1967, Vol. 41, S. 113.

Olsson, D. E., Automating nurses' notes – first step in a computerized record system. Hospitals, June 16, 1967, Vol. 41, S. 64.

Ehlers, C. T., Direkte maschinelle Erfassung von Krankenblattdaten. – Methodik der Information in der Medizin, 3/1967, S. 108.

Wick, D. P. und Ehlers, C. T., Datenverarbeitung im Krankenhauswesen, Anwendungsmöglichkeiten für die Markierungsleser IBM 1231/1232. Sonderdruck aus »IBM-Nachrichten« 17 (1967), Heft 182.

Ehlers, C. Th., Dokumentation und Krankenhaus-Informationssystem, Referat. IBM-Seminar »Datenverarbeitung und Medizin«, Okt. 1967, Bad Liebenzell.

Cammarn, Maxine R., Computerized records provide audit of clinic patient care. Hospitals, Sept. 1, 1968, Vol. 43, S. 74.

Fehler, Joachim, Kandziora, Christel und Neuhaus, Heinz, Basisdokumentation im Krankenhaus. Krankenhaus Umschau 10/1968, S. 979.

Grahner, G. und Spindelberger, W., Einige Gedanken zur Dokumentation der Krankengeschichten einer internen Klinik. Impuls 7a/1968.

Literatur-Dokumentation mit dem Computer. Deutsches Ärzteblatt, 43/1968, S. 2379.

Schweisheimer, W., Automation und Krankenschwester. Das fortschrittliche Krankenhaus 5/1968, Sept./Okt., S. 10.

Montreals Notre Dame Hospital pioneers computerized ECG analysis and medical research. Canadian Hospital 10/1968, S. 92.

Forschungsberichte des Landes Nordrhein-Westfalen

Herausgegeben im Auftrage des Ministerpräsidenten Heinz Kühn
von Staatssekretär Professor Dr. h. c. Dr. E. h. Leo Brandt

Sachgruppenverzeichnis

Acetylen · Schweißtechnik
Acetylene · Welding gracitice
Acétylène · Technique du soudage
Acetileno · Técnica de la soldadura
Ацетилен и техника сварки

Arbeitswissenschaft
Labor science
Science du travail
Trabajo científico
Вопросы трудового процесса

Bau · Steine · Erden
Constructure · Construction material ·
Soil research
Construction · Matériaux de construction ·
Recherche souterraine
La construcción · Materiales de construcción ·
Reconocimiento del suelo
Строительство и строительные материалы

Bergbau
Mining
Exploitation des mines
Minería
Горное дело

Biologie
Biology
Biologie
Biologia
Биология

Chemie
Chemistry
Chimie
Quimica
Химия

Druck · Farbe · Papier · Photographie
Printing · Color · Paper · Photography
Imprimerie · Couleur · Papier · Photographie
Artes gráficas · Color · Papel · Fotografía
Типография · Краски · Бумага · Фотография

Eisenverarbeitende Industrie
Metal working industry
Industrie du fer
Industria del hierro
Металлообрабатывающая промышленность

Elektrotechnik · Optik
Electrotechnology · Optics
Electrotechnique · Optique
Electrotécnica · Optica
Электротехника и оптика

Energiewirtschaft
Power economy
Energie
Energía
Энергетическое хозяйство

Fahrzeugbau · Gasmotoren
Vehicle construction · Engines
Construction de véhicules · Moteurs
Construcción de vehículos · Motores
Производство транспортных средств

Fertigung
Fabrication
Fabrication
Fabricación
Производство

Funktechnik · Astronomie
Radio engineering · Astronomy
Radiotechnique · Astronomie
Radiotécnica · Astronomía
Радиотехника и астрономия

Gaswirtschaft
Gas economy
Gaz
Gas
Газовое хозяйство

Holzbearbeitung
Wood working
Travail du bois
Trabajo de la madera
Деревообработка

Hüttenwesen · Werkstoffkunde
Metallurgy · Materials research
Métallurgie · Matériaux
Metalurgia · Materiales
Металлургия и материаловедение

Kunststoffe
Plastics
Plastiques
Plásticos
Пластмассы

Luftfahrt · Flugwissenschaft
Aeronautics · Aviation
Aéronautique · Aviation
Aeronáutica · Aviación
Авиация

Luftreinhaltung
Air-cleaning
Purification de l'air
Purificación del aire
Очищение воздуха

Maschinenbau
Machinery
Construction mécanique
Construcción de máquinas
Машиностроительство

Mathematik
Mathematics
Mathématiques
Matemáticas
Математика

Medizin · Pharmakologie
Medicine · Pharmacology
Médecine · Pharmacologie
Medicina · Farmacología
Медицина и фармакология

NE-Metalle
Non-ferrous metal
Metal non ferreux
Metal no ferroso
Цветные металлы

Physik
Physics
Physique
Física
Физика

Rationalisierung
Rationalizing
Rationalisation
Racionalización
Рационализация

Schall · Ultraschall
Sound · Ultrasonics
Son · Ultra-son
Sonido · Ultrasónico
Звук и ультразвук

Schiffahrt
Navigation
Navigation
Navegación
Судоходство

Textilforschung
Textile research
Textiles
Textil
Вопросы текстильной промышленности

Turbinen
Turbines
Turbines
Turbinas
Турбины

Verkehr
Traffic
Trafic
Tráfico
Транспорт

Wirtschaftswissenschaften
Political economy
Economie politique
Ciencias económicas
Экономические науки

Einzelverzeichnis der Sachgruppen bitte anfordern

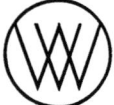

Westdeutscher Verlag · Köln und Opladen
567 Opladen/Rhld., Ophovener Straße 1–3, Postfach 1620

MIX
Papier aus verantwortungsvollen Quellen
Paper from responsible sources
FSC® C105338

If you have any concerns about our products,
you can contact us on
ProductSafety@springernature.com

In case Publisher is established outside the EU,
the EU authorized representative is:
**Springer Nature Customer Service Center GmbH
Europaplatz 3, 69115 Heidelberg, Germany**

Printed by Libri Plureos GmbH
in Hamburg, Germany